かんたん
ストレッチで
外反母趾・
巻き爪
が治る本

1日5分で痛みが消える!

山田光敏

JN238177

PHP研究所

はじめに

私の治療院は創業から33年を迎えることができました。そして、当初から「載距突起《さいきょとっき》」（踵《かかと》の骨にある突起、→16ページ）という場所に注目し、ベストセラーにもなった『「美脚づくり」ストレッチ』（１９９６年、主婦と生活社刊）という書籍から、載距突起の角度の偏位《へんい》（傾き）について繰り返しお話してきました。実は、この載距突起の角度が外反母趾や巻き爪といった足に関するトラブルの原因になることは専門家の間でもあまり知られていません。

例えば外反母趾は、長らく親指の変形のみに目が向けられていました。現在でも、外科手術はこの変形部位に対する処置がほとんどです。近年、外反母趾は第1中足骨《ちゅうそくこつ》（→15ページ）の偏位が先立って起こる、と言われ始めましたが、いまだに載距突起までは行きついていません。巻き爪の手術も同様で、爪の変形に対する処置がメインで行われており、第1中足骨の偏位までしか語られていないのが現状です。

足にはからだ全体の骨格の約4分の1が存在し、多くの靭帯《じんたい》と筋肉が強固に、そして精密に足をつくり上げています。足のトラブルが発生するのは、足全体のメカニズムに何かしらの異常が起きたからであり、その指標となるのが載距突起だと私は考えています。

実際に治療院を訪れる多くの患者さんは、足を１つの単位として捉え、載距突起の偏位をはじめ、いわゆる〝歪《ゆが》み〟を改善していくことで足の様々なトラブルを解消しています。

本書は、治療の現場で行われている数多くの専門的なストレッチやマッサージの中から効果的なものを分かりやすく紹介し、本来、人が持っている回復力を高めることによって足のトラブルを解消していくのを目的としています。

私は解剖学の専門家として末席を預からせていただいておりますが、多くの諸先生方のご助言・ご叱責があったことはいうまでもありません。この場を借りて深く感謝申し上げます。また、遅筆な私を温かく見守ってくれて、素晴らしい１冊の本に仕上げてくれたＰＨＰ研究所の前田さん、オフィス２０１の小形さん、お二人がいなければ本書は日の目を見ることがありませんでした。本当にありがとうございました。

２００９年５月　壹眞にて脱稿

山田光敏

簡易版

足の形セルフチェック

足のトラブルを改善するために、自分の足の状態を知りましょう。詳しい使い方は、34〜39ページを参照してください。

HV角を測る

外反母趾がどの程度進行しているかをチェック（→34ページ）。足の小指が内側へ曲がる内《ない》反《はん》小《しょう》趾《し》の状態もチェックできます（→39ページ）。

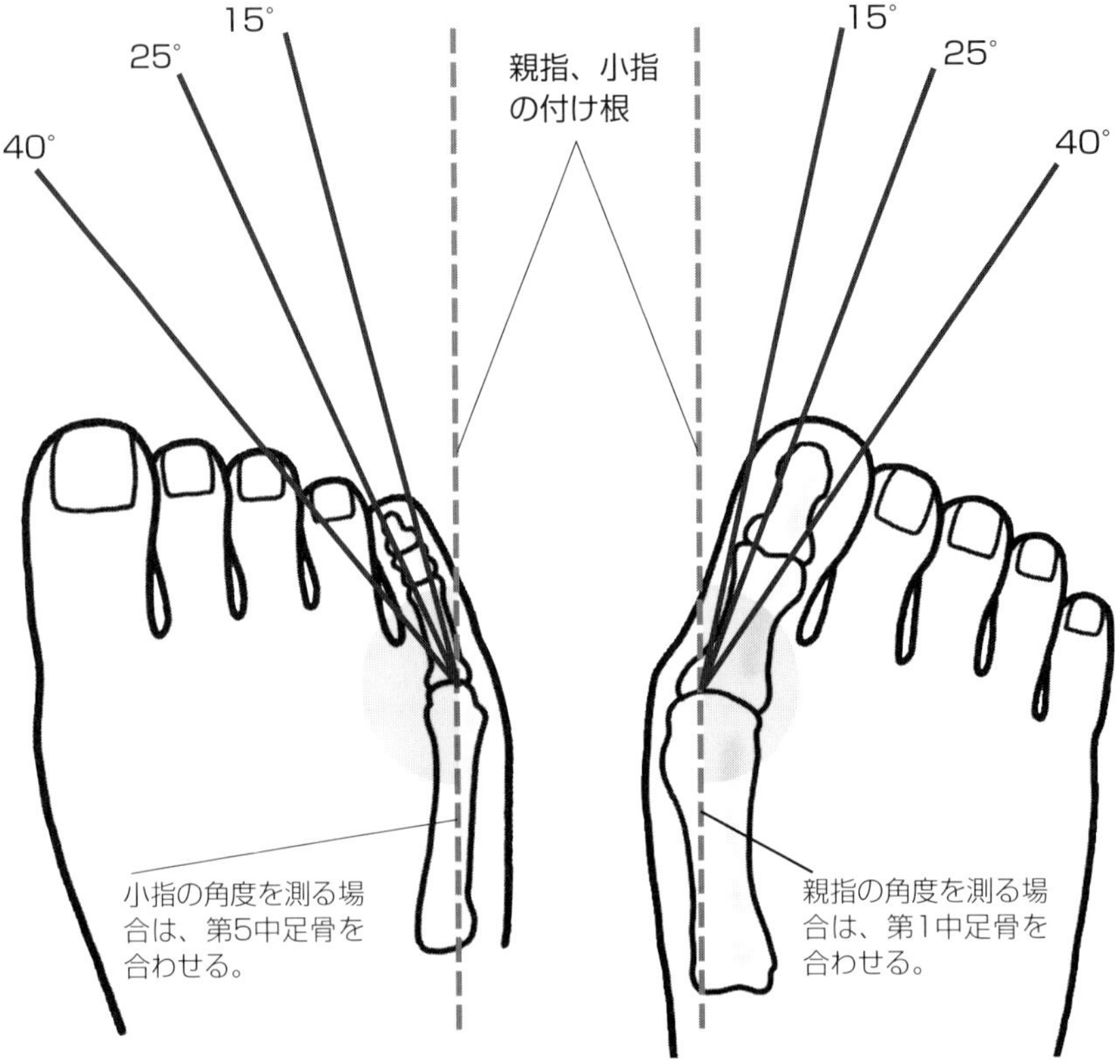

15°
25°
40°
親指、小指の付け根
15°
25°
40°
小指の角度を測る場合は、第5中足骨を合わせる。
親指の角度を測る場合は、第1中足骨を合わせる。

※図は右足。左足をチェックする場合は、足の位置を逆にする。

IM角を測る

第1中足骨（足の親指の付け根から踵《かかと》に向かってある骨）の曲がり具合をチェック（→36ページ）。

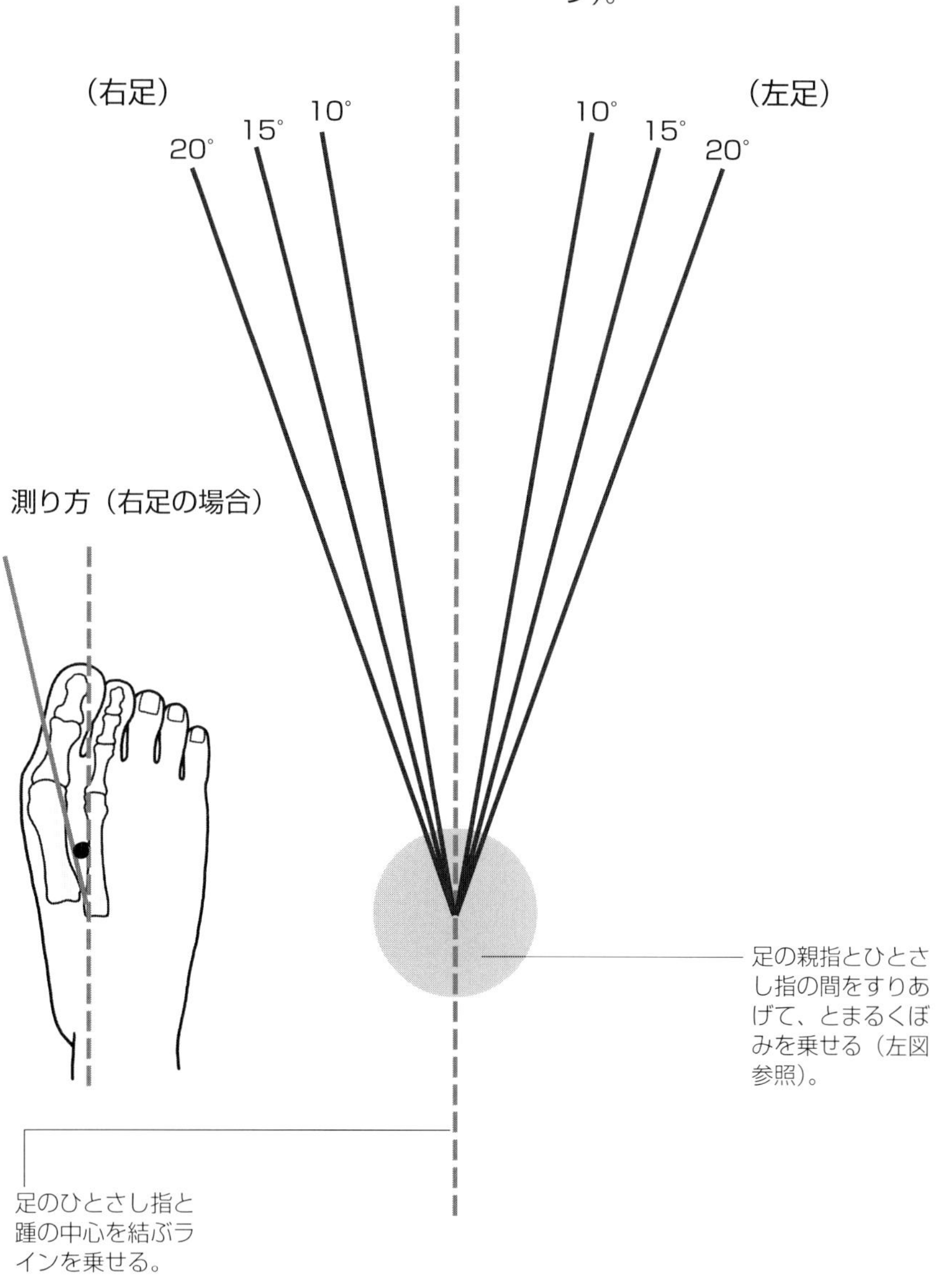

第三章 フットケアは手軽さが一番

第四章 簡単！ 手軽！ フットケアストレッチ

＊本書では、専門用語を一般表記にしているところがあります。

装丁　上田晃郷
本文デザイン　バラスタジオ
本文イラスト　平山正子
校正　小村京子
DTP作成　開成堂印刷株式会社
編集協力　オフィス201（小形みちよ、大村祐美子）

第一章

外反母趾や巻き爪を起こす根本は同じ

からだにかかる最大の力は重力

部分的な改善だけでなく全身のバランスも考えよう

ここ10年ほど、患者さんの〝気になる〟傾向が変わってきたように感じます。以前でしたらO脚が気になるとか、下半身が太いといった〝このあたりが気になる〟といったものが多かったのですが、最近は、外反母趾が気になる・巻き爪が気になるという〝ここが気になる〟という訴え方になってきているのです。

これには良い面と悪い面があります。

良い面は、自分の気になっている部分が明確なので、具体的な改善方法がわかる点。

悪い面はからだを部分的に見てしまい、全体的なバランスがおざなりになることがある点です。

ですから、この本を読んで外反母趾や巻き爪（陥入爪《かんにゅうそう》）を改善しようという方は、全身のバランスを考えながら、部分的な改善を行っていくと良いでしょう。

二足歩行は、足の一部に負担が集中する

動物は長い年月をかけて進化してきたとされています。ところが、この進化というのは、「古いものが新しいものになっていった」というのではなく、「古いものに新しいもの（機能）が付加されていった」ことなのです。

〝人間の進化の極み〟とされている脳もまた、大脳辺縁系《だいのうへんえんけい》（本能、反射などをつかさどる）という古いものに、新皮質（長期的な記憶など、高度な情報処理をつかさどる）という新しいものが付加されたにすぎません。

新しく付加された機能は、特定の場所

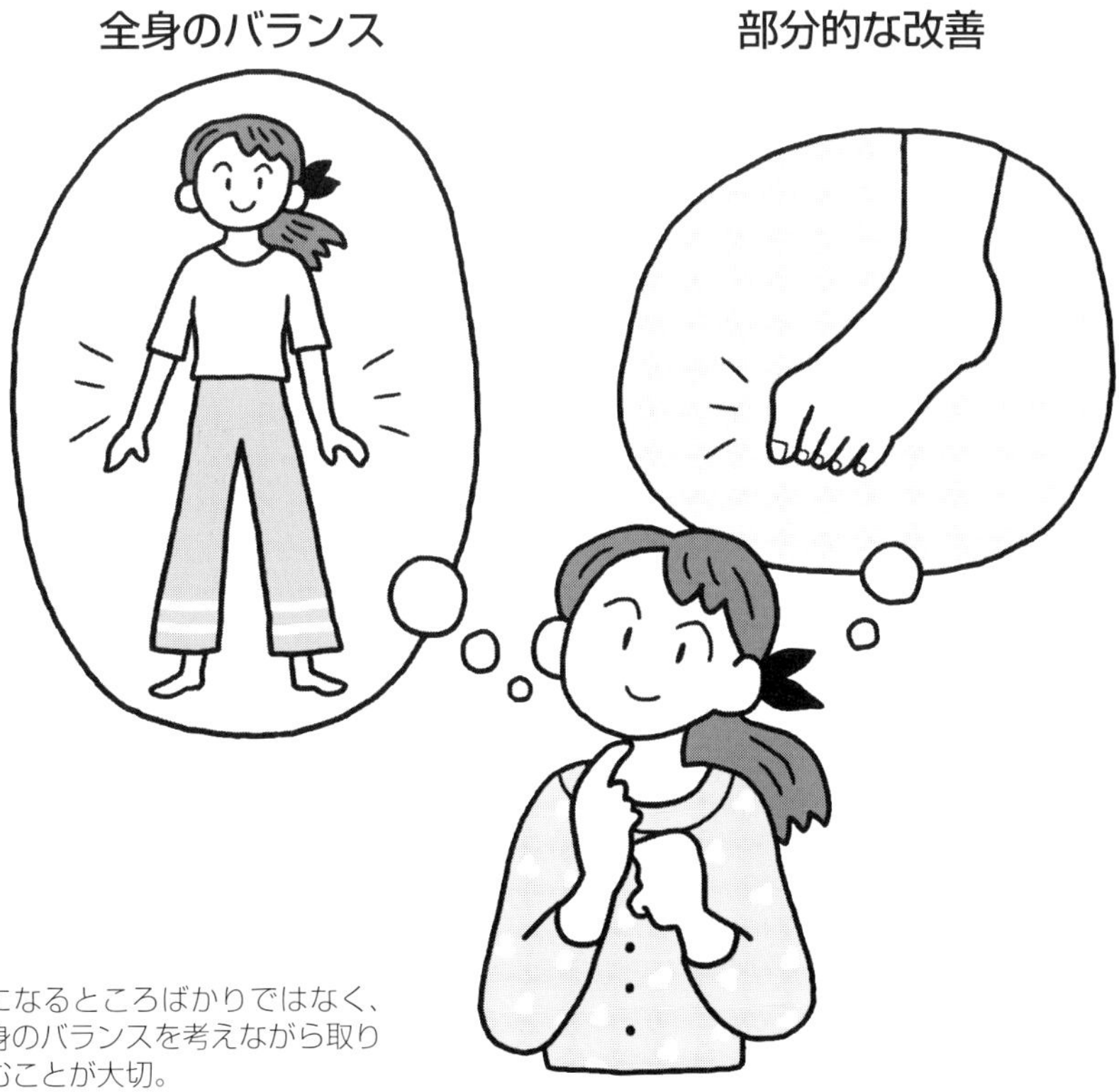

気になるところばかりではなく、全身のバランスを考えながら取り組むことが大切。

に刺激が集中しやすいという傾向が見られ、刺激が大きくなっていくと次第に不都合が生じて機能しにくくなってしまいます。

　足にも同様のことが起きてしまいます。人は元々四足でしたが、進化の過程で二足歩行になりました。その際に、様々な機能を獲得しましたが、後述する「載《さい》距突起《きょとつき》（→16ページ）」と呼ばれる1円玉大の場所に全体重（重力）が集中する構造をとるようになりました。ここに負担がかかることで、足に様々な障害が起きるようになったのです。

　言い換えると、足にかかる重力の対策を行うことが、外反母趾や巻き爪などの足のトラブルを解消するポイントといえます。

ポイント：**重力対策を行うことで、外反母趾や巻き爪などは解消できる**

足の形がからだ全体に影響を与える

ご存知のように、地球上にある全てのものは重力の影響を受けています。そして、その重力にどう抗《こう》するか、その方法によって、ものの〝形〟が決まっています。スペインのバルセロナにある、かの有名なサグラダ・ファミリアもまた、どう重力に抗するかを念頭に設計されたと言われています。

人もまた例外ではありません。

体形は、運動をしたとかそういったもので決められているのではなく、重力に対してどう抗しているかによって決まります。

そして、この重力に抗するもととなる場所は足であり、足の状態によって、どう重力に抗するかが決定されるのです。

少し詳しく書きますと、物体は重力の影響を受けたときに〝抗重力〟という重力に抗する力が生まれます。

この時に、抗重力の生じるもととなる足の内部には〝応力〟という力が生じており、この力が体形や足の形をつくりだすのです。

足の形はからだ全体をつくり出す礎

外反母趾や巻き爪は、この応力が正しい方向に向かわないことによって起こるのです。外反母趾だけではありません。O脚や変形性膝関節症《へんけいせいしつかんせつしょう》、下半身太り、股関節の変形、骨盤の歪《ゆが》み、側彎症《そくわんしょう》……。

実は、からだの美容的・健康的問題のすべては重力とそれによって生じる応力によって引き起こされるのです。足の形はからだ全体をつくり出す礎《いしずえ》となっていたのです。

ポイント：**足はからだの美容的・健康的問題を左右する重要な場所**

足のトラブルを起こす最大の原因は“足の歪み”

外反母趾や巻き爪といったトラブルは、重力に対して十分に抗することができなくなったから起こるのでしょうか。確かにそういったことも関係するケースがあります。ですが、ほとんどの場合は重力に抗することができなくなったのではなく、抗し方に問題が起きてトラブルが生まれるのです。

「抗し方に問題」とは、〝足の歪み〟のこと。つまり、足に歪みが起こることで、からだの支え方が変わりそれが様々なトラブルを引き起こしてしまうのです。

足の歪みが更なる歪みを引き起こす

よく知られている扁平足《へんぺいそく》も足の歪みです。扁平足になってしまうと歩いた時に足にかかる衝撃がうまく分散できなくなることで、より負担が増えてしまい、第1中足骨《ちゅうそくこつ》（→15ページ）がからだの内側に曲がる（内反《ないはん》）という新たな歪みを引き起こしてしまいます。これが外反母趾や陥入爪の最大の原因になります。

扁平足の原因になる外反足《がいはんそく》（踵《かかと》が外側に傾く）も同じことがいえます。外反足になると載距突起《さいきょとつき》（→16ページ）により負担がかかり、足でからだを支えるのが難しくなってしまいます。また、膝下《ひざした》にある2本の骨の位置関係を歪めてしまい、膝下O脚や足がむくみやすくなる原因にもなります。

足は負担が大きい分だけ、様々なトラブルを引き起こしますが、負担の大きさだけでなく、足の歪みが問題を引き起こしていることがお分かりいただけたかと思います。

ポイント：足の歪み解消が足のトラブルの予防にもなる

足の構造を知ろう

足は、からだを支えるために、とても複雑な構造をしています。足のケアを行うためには、足がどのような構造をしているかを知っておくと、より効果的なケアができます。

ここでは本書によく出てくる骨や、大切な関節の働き、足のメカニズムなどを紹介します。

足を構成する骨格

足は、主に３種類の骨から構成されています。１つは足根骨《そっこんこつ》、次に中足骨《ちゅうそくこつ》、そして指の骨です（→15ページ）。

骨の種類によって役割が決まっています。

足根骨は体重を支え、中足骨は衝撃を和らげたり微調整を行い、指の骨は推進力を生みます。

足にはたくさんの筋肉や靭帯がある

足には多くの筋肉や靭帯《じんたい》があります。これらは足の運動を行うだけではなく、次に紹介する「アーチ」や「ウィンドラス機構」といったものをつくり出し、姿勢の調整や衝撃の緩和、推進力の増幅といった様々な役割を担っています。

足にある４つのアーチとその役割

足をよく見ると、ベタッと床に足の裏が付いていないことに気づきます。

足には土踏まずをはじめとする４つのアーチがあり（→17ページ）、それぞれがからだの姿勢調整を行ったり、足にかかる衝撃を分散しやすくしてくれたりします。

足の骨格のしくみ（右足を上から見た図）

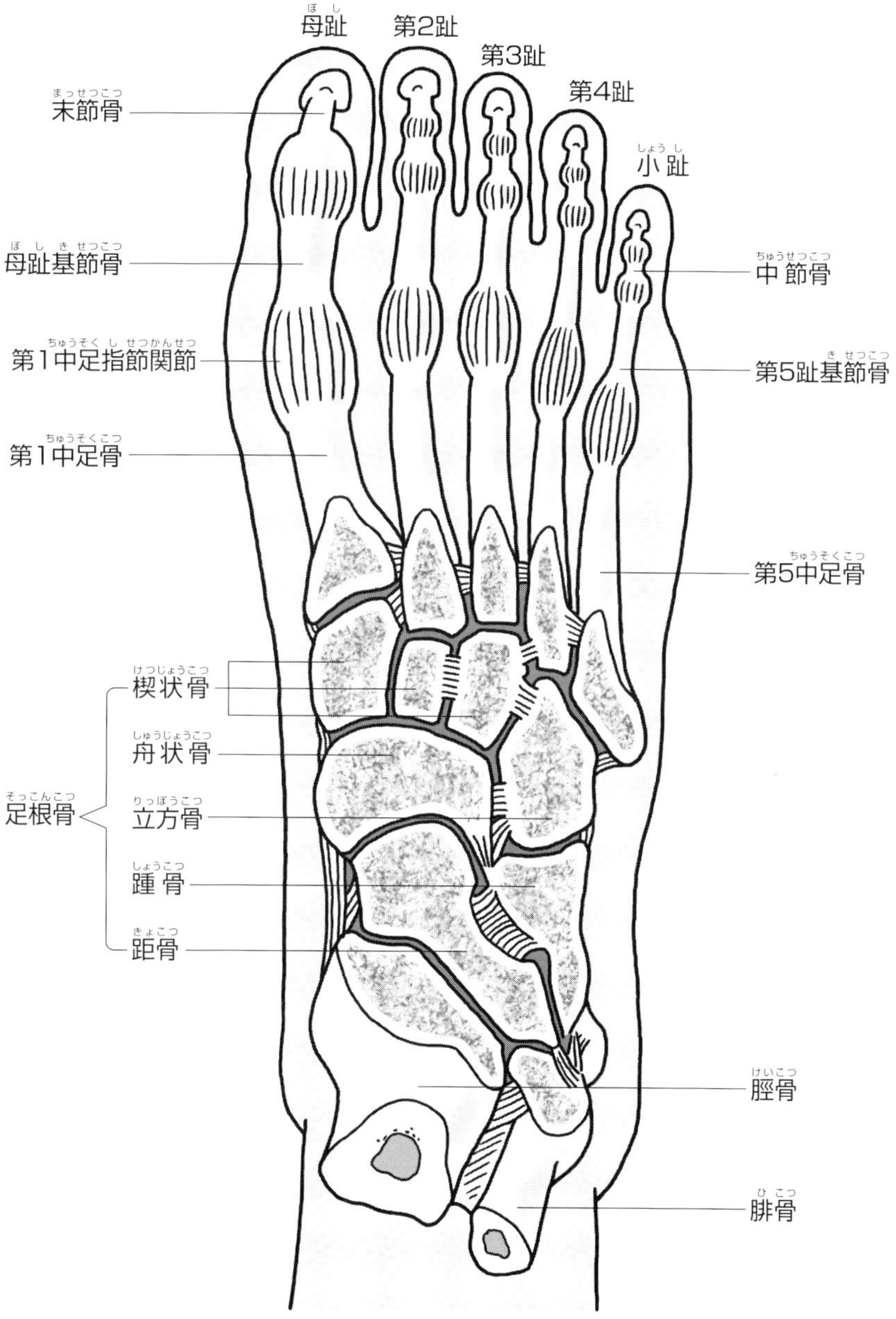

足の骨格のしくみ（右足を親指側から見た図）

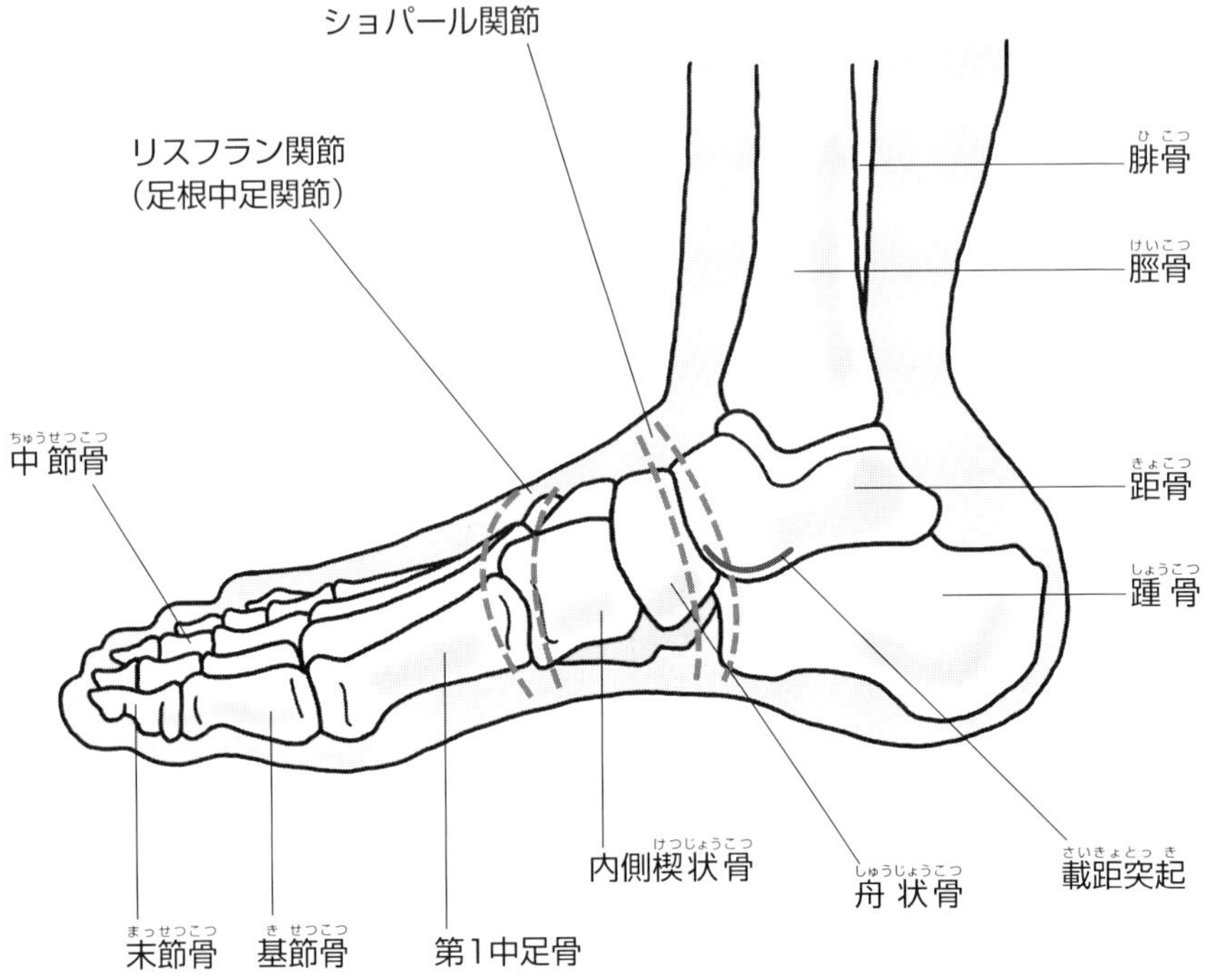

足の構造を強くする ウィンドラス機構

つま先、特に親指を反らすと土踏まずが持ち上がっていきます。これをウィンドラス（巻き上げ）機構と言います。これは足の構造をより強いものにして、瞬発力を高めたり、歩く時に足首を安定させる作用があります。

体重を支える 載距突起

載距突起とは踵《かかと》の骨にある突起で、わずか1円玉くらいの大きさしかありません。この小さな突起には、全体重を支え、体重を踵と親指の付け根、小指の付け根に分配する働きがあります。ここに問題が起こると、立ったり歩いたりするのが困難になります。

足の主な筋肉と靭帯（右足）

（親指側から見た図）

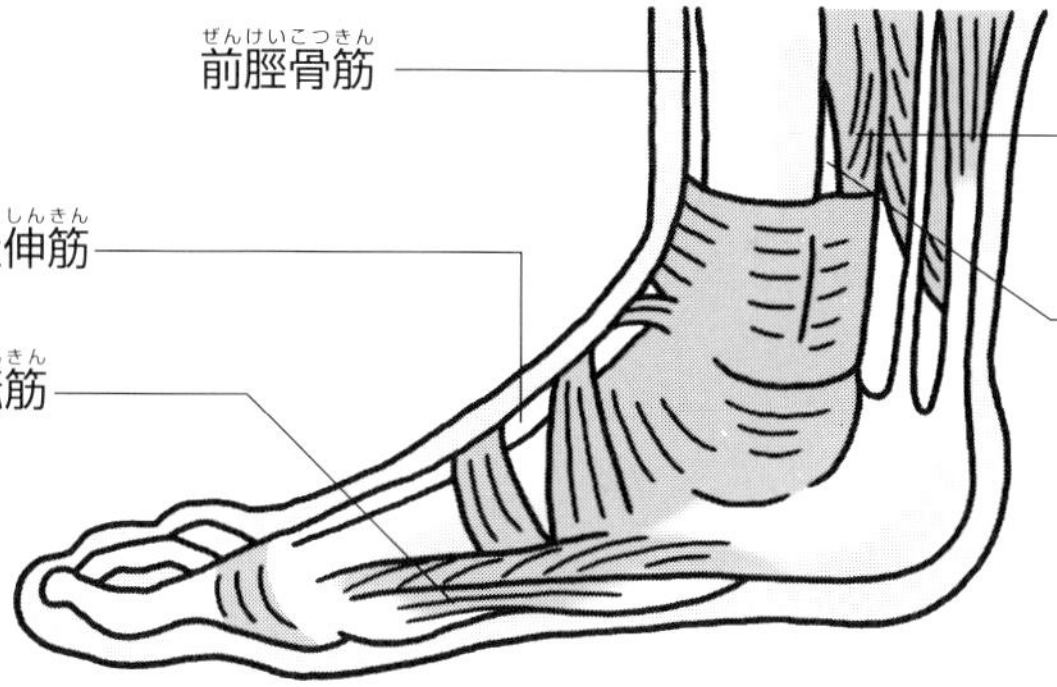

（小指側から見た図）

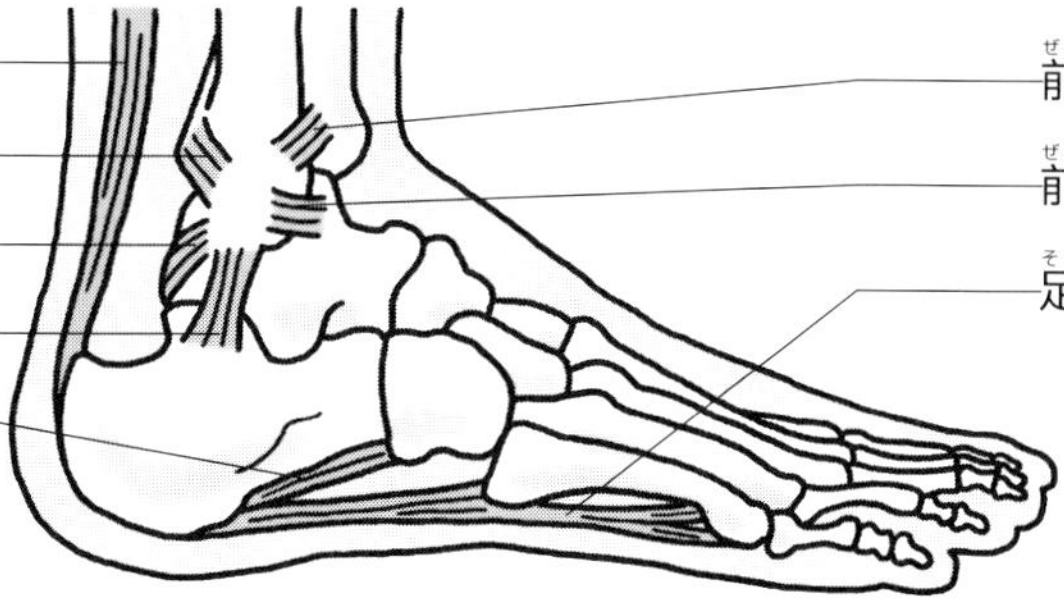

4つのアーチ

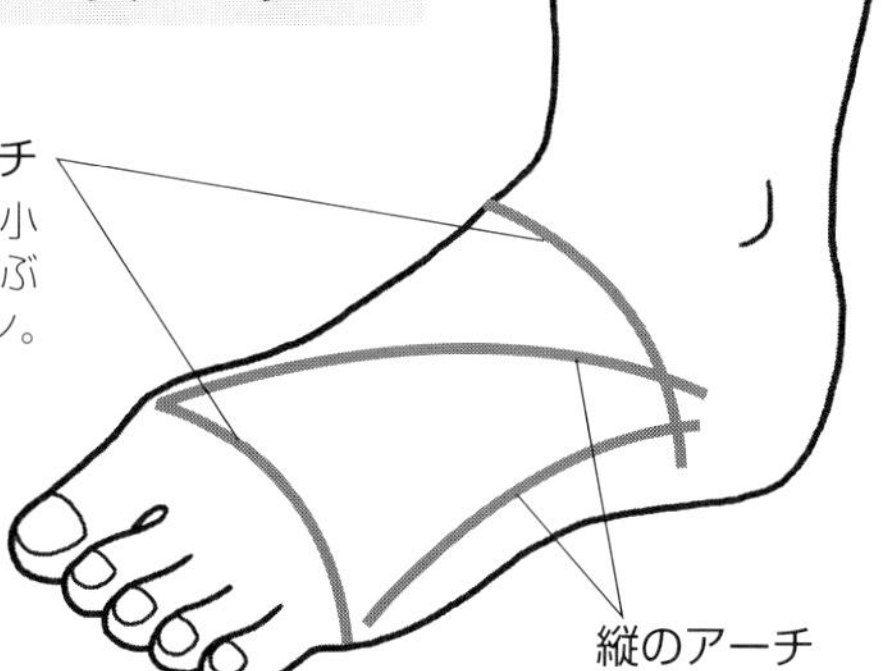

ポイント：足はからだを支えるだけでなく、姿勢の調整や衝撃からからだを守ってくれる

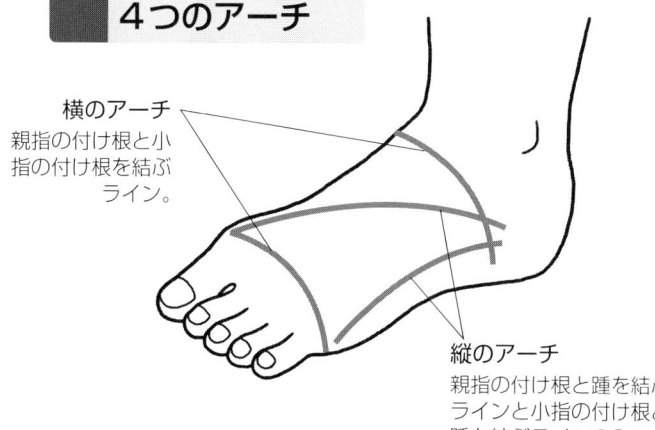

外反母趾ってなに？

外反母趾は「親指が外側に曲がっているもの」と説明されることが多いのですが、これは正しくありません。『今日の整形外科治療指針』（医学書院）によると、外反母趾は「第1中足骨《ちゅうそくこつ》が内反（内側に曲がる）、第1中足趾節関節《ちゅうそくしせつかんせつ》で母趾基節骨《ぼしきせつこつ》が外反（外側に曲がる）、中足骨骨頭が内側に膨隆《ぼうりゅう》（盛り上がる）し『く』の字型の変形を起こしたもの」となっています。

実は、外反母趾というのは、親指やその手前にある第1中足骨の〝ねじれ〟を伴うもので、単純に親指が外側を向いているというものではないのです。

ですが、実際に世に出回っている外反母趾対策グッズのほとんどは、親指とひとさし指の間に何かを挟んで親指を内側に開こうとするものです。外反母趾はねじれを伴っていますから、こんな単純な補正具では良くなるどころか悪くなることも考えられます。

ポイント：外反母趾は親指が〝ねじれ曲がって〟いる状態のこと

外反母趾の足（右足）の特徴

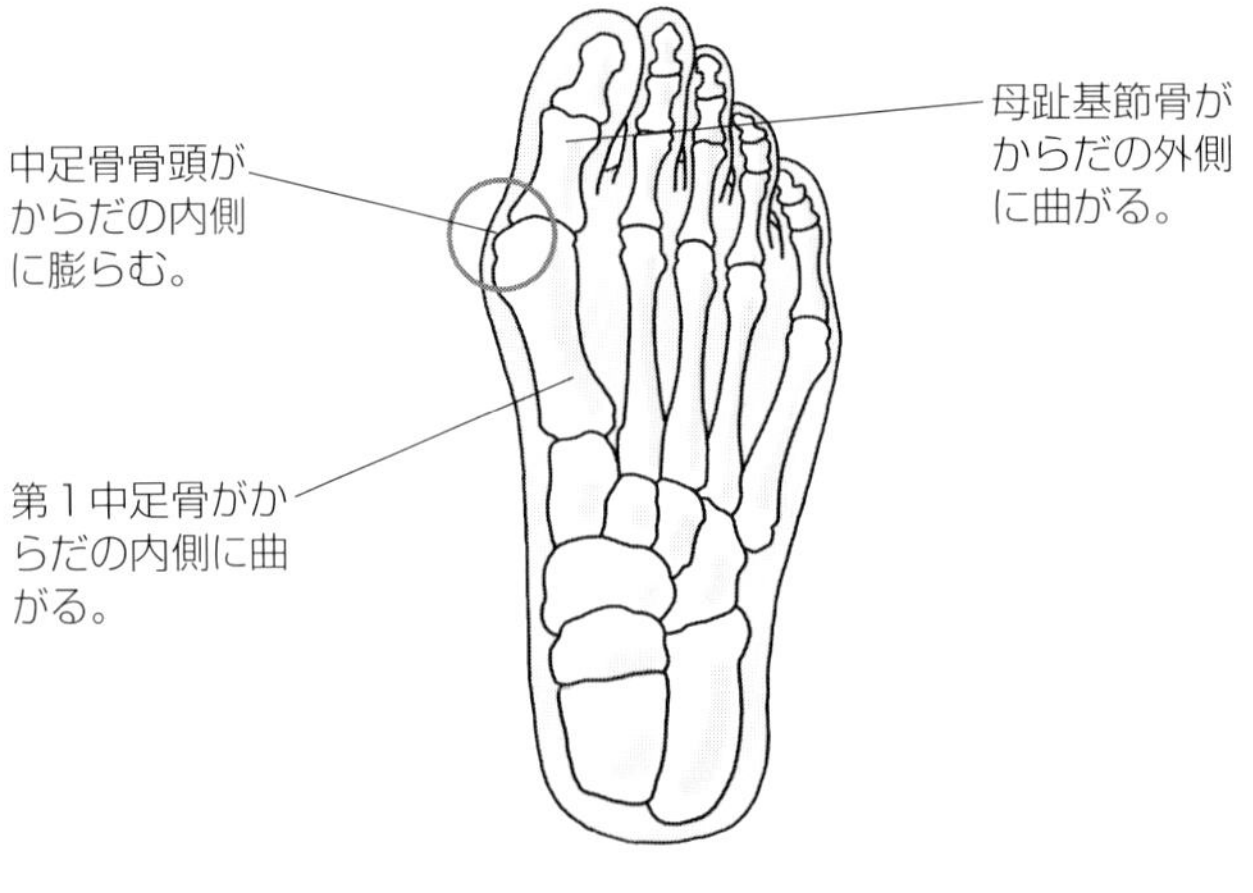

母趾基節骨がからだの外側に曲がる。
中足骨骨頭がからだの内側に膨らむ。
第１中足骨がからだの内側に曲がる。

巻き爪ってなに？

原因は外反母趾と共通する部分が多い

私たち専門家は陥入爪《かんにゅうそう》といいますが、一般には巻き爪という表現のほうが知られています。

巻き爪というのは、変形した爪の外側部分が指の筋肉部に当たってしまい、炎症を起こした状態をいいます。ひどくなると爪が筋肉に食い込んで、赤く腫れ上がったり、出血や化膿したりすることもあります。

その原因は、足に合っていない靴にあると、よくやり玉に挙げられますが、それだけではありません。巻き爪になる原因は、実は外反母趾と共通する部分が非常に多いのです。巻き爪の足をよく見てみますと、ほとんどの方に足の〝歪《ゆが》み〟があることが分かります。

足の歪みが爪の変形を引き起こす

足の爪には、指先の「保護」と、指先により強い力がかかっても耐えられるようにする「補強」という2つの役割があります。

本来、足の親指の底面は地面に対してまっすぐ下を向きますが、足の歪みがあると親指はねじれてしまい、斜め下を向くようになります。そうなると、爪は補強作用を爪の端の部分で行おうとするので、その結果爪が変形していき筋肉部分に食い込んでいくのです。

巻き爪は爪の手入れだけでは再発してしまうので、しっかりと足の歪みからケアしていきたいものです。

ポイント：**巻き爪は足の歪みが原因の1つ。歪みを解消しないと再発しやすい**

足のトラブルは、足がからだを支えられなくなってきた前兆

〝老化は足から〟といいますが、これは、足の筋力が衰えやすいということだけでなく、からだの中で一番負担のかかっている部位だからです。負担が大きければその分、故障も多く、それによって年齢を感じやすくなります。

足に負担がかかりやすいのは、からだを支える役割を持っており、また、重力に抗する基点となっているからです。

重力に抗するため、足はそれ相当の強い構造をしています。しかし、これから紹介するようなことが誘因となって、足の構造に負担がかかり、次第にからだを支えにくくなっていきます。それを無理に支えようとすることで、外反母趾や巻き爪など様々な足のトラブルが起きてしまうのです。

ポイント：**足には大きな負担がかかる。この負担に耐えられなくなってくると様々なトラブルが起きる**

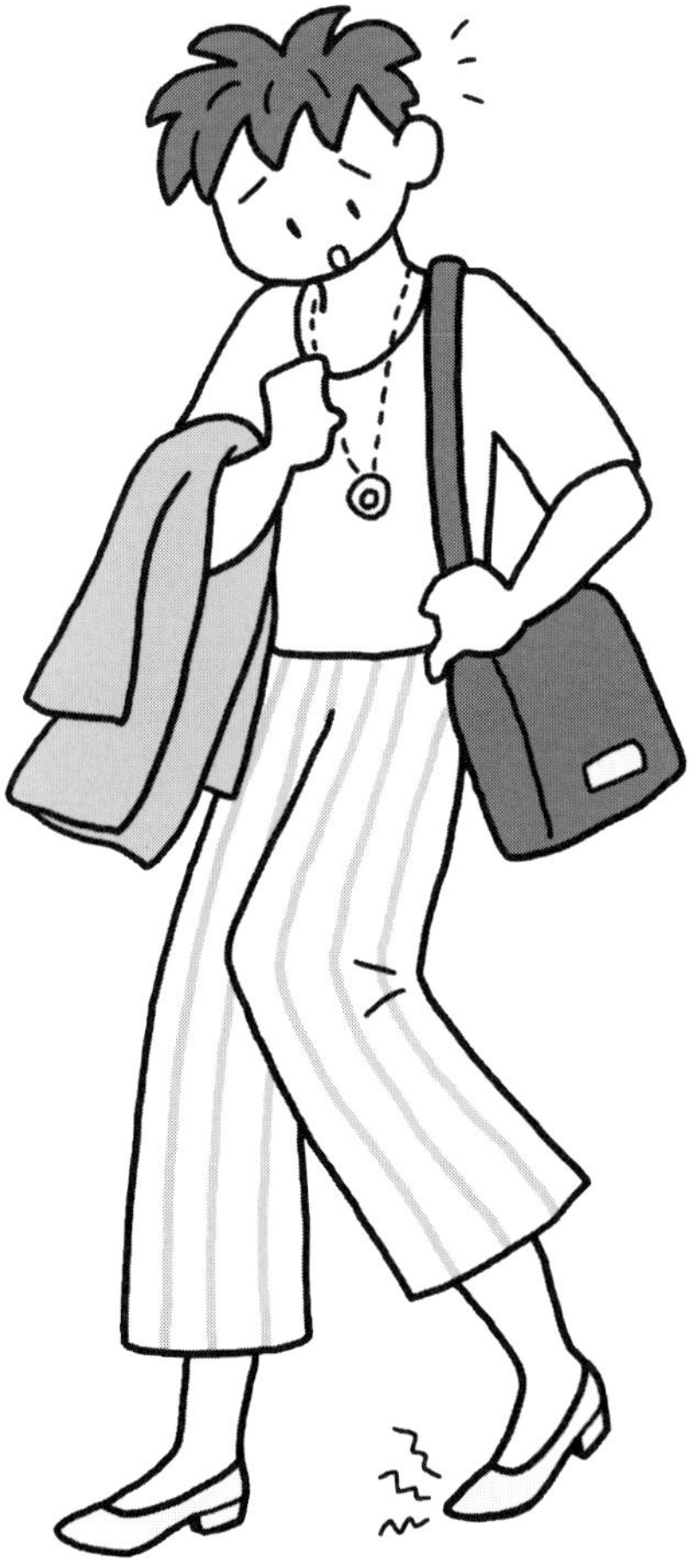

足のトラブルは、足が無理をしている証。負担がかかりすぎていないかチェックしよう。

足のトラブルを起こすその他の原因

足はからだを支えなければならないこと、また、重力に抗する基点となっているために大きな負担がかかり、それが様々なトラブルを引き起こしていることが分かりました。

しかし、人というのは他の動物と違った原因によって、足にトラブルを引き起こしてしまうのです。

足を取り巻く環境が人と他の動物では大きく違う

他の動物と人との違いを足に限定して考えてみたいと思います。

人は靴を履き、服を着ます。爪の手入れも他の動物とは異なり、器具を使うようになりました。

足にかかる負担についても大きな違いが幾つもあります。まず、四足歩行から二足歩行に変わりました。これによって足にかかる負担が大きくなっています。

そして、面白いことに、他の動物では成体になると体重の変化はあまりみられませんが、人は、成人になっても体重の変化がみられることが多いものです。そのため、足にかかる負担は人によって大きく異なります。また、他の動物にあまりみられない特徴として、個人個人で運動量が大きく異なる点も見逃せません。

こういった原因を知り、少しずつ生活を見直すことができれば、それだけでも足にかかる負担を減らすことができます。そして、足のトラブルが改善しやすくなります。

① 遺伝

人のからだの特徴は、遺伝子によって親から子へと引き継がれていきます。近年、話題となった遺伝子に肥満遺伝子と

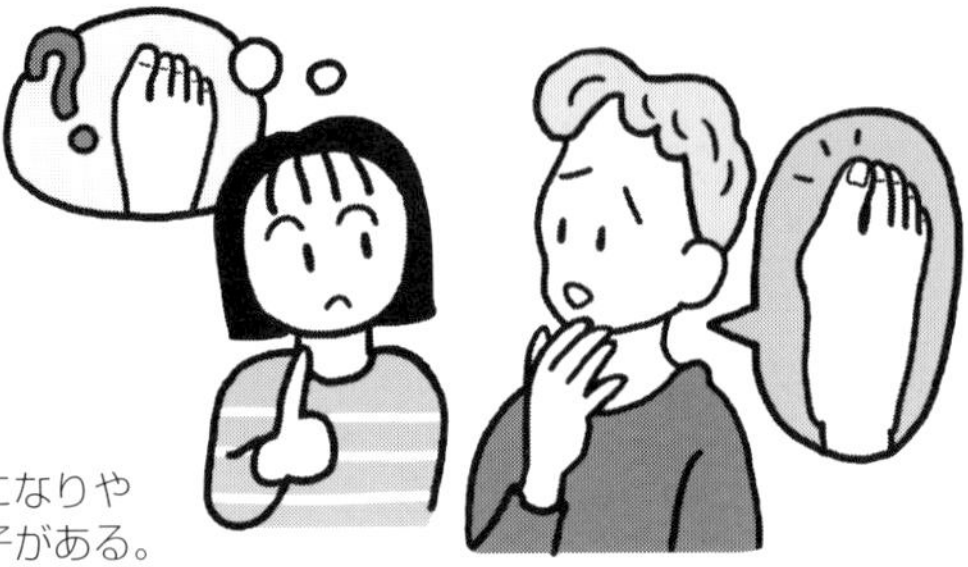

外反母趾になりやすい遺伝子がある。

いうのがあり、この遺伝子を持っていると、持たない人に比べて肥満になりやすいことが分かりました。他にも乳がん遺伝子や、糖尿病になりやすい遺伝子など様々な遺伝子が見つかっていて、近視になりやすい遺伝子というのもあるのだそうです。

　外反母趾になるという直接的な遺伝子はまだ見つかってはいませんが、なりやすい遺伝子はあります。例えば第1中足《ちゅうそく》骨《こつ》が内反しやすいものや、骨質が弱いというものも外反母趾になりやすいといえます。

　身内に外反母趾の方がいるようでしたら、若いうちから次に紹介する注意事項に留意されると予防しやすくなります。

ポイント：身内に同じような足のトラブルのある方がいる場合には、早めに対策を行うと良い

② 体重

　一般には、体重が重すぎると外反母趾や巻き爪になりやすいとされています。確かに、体重が重すぎると足に過剰な負担がかかり、扁平足《へんぺいそく》などになりやすいのですが、実際には体重が重い方よりも軽い方に外反母趾などはよくみられます。

　なぜ、体重の軽い方にトラブルが起きやすいのでしょうか。それは、全ての〝物体〟は質量がなければ形状を維持できず、人のからだも例外ではないからです。体重が軽いと正しい骨格を維持するのが難しいのです。

　要注意なのは、急に体重が増えた場合。体重が軽くて骨格が弱くなっている人が急に体重が増えると、急激な負担増加に足が耐えられなくなり、外反母趾などのトラブルが進行しやすくなるのです。

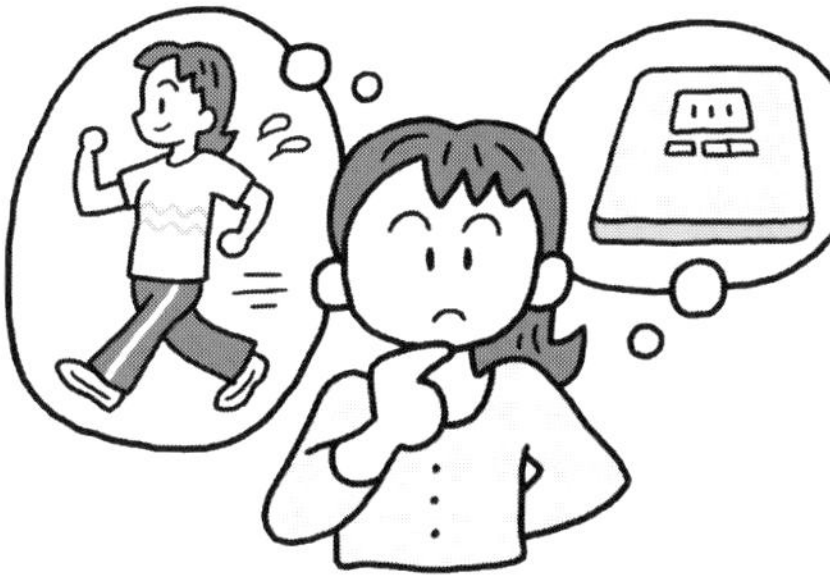

体重管理は大切。運動を始める時には、無理をせず、自分の体力に合わせて行おう。

ポイント：体重の大きな変化には注意を。体重が軽い人はゆっくりと適正な体重まで増やしていこう

③ 運動不足

体重が重くても軽くても、足の骨格を維持するのに十分な筋力があれば足のトラブルは起きにくくなります。

ところが、現代では運動不足の方が非常に増えているといわれています。『平成19年国民健康・栄養調査』（厚生労働省）によると、男性の１日当たりの平均歩数は７３２１歩で、女性は６２６７歩にすぎません。健康のためには１日１万歩は歩いたほうが良いとされているのに、男性は７割、女性はわずか６割をようやく満たすぐらいの運動量しかないのです。これでは筋力が落ちてしまうのも無理はありません。

だからといって、突然運動を始めるのは好ましくありません。普段から運動らしい運動をしていない人が、急に運動を始めた時が一番要注意だからです。運動不足で筋力が十分にない状態で、いきなり大きな荷重をかけるようなことをしてしまったらどうなるでしょうか。慣れないランニングシューズを履いて町内一周走ってきたら巻き爪になっていた、という笑えない話は珍しくないのです。

ポイント：運動不足の方は少しずつ運動量を増やしていくようにしよう

④ 足に合わない靴と靴下

足に合わない靴が外反母趾や巻き爪をつくることは知られるようになってきました。「外反母趾の方は幅広の靴を履くように」というのを聞いたことがあると思いますが、これは間違った〝常識〟で

足に合った靴の選び方

①靴を履き、そのまま10分程足になじませる（難しい場合には省略可）。
②少し歩いてみる。
③靴を脱いで、足の一部が赤くなったりしていないかを確認する。

[こんな靴は足に合っていない]

歩いていると足が痛む／足が疲れやすくなる
靴を脱ぐと足の一部が赤らんでいる／足がむくみやすくなる　など

す。たしかに外反母趾の方は足の幅が少し広がる傾向にあります。しかしその状態で幅広の靴を履くと、更に足の幅が広がってしまうのです。これを「開張足《かいちょうそく》」といいます。開張足になると外反母趾はますます進行してしまいます。

　靴下やストッキングの履き方でも外反母趾や巻き爪になってしまうことがあります。つま先に弛《たる》みをつくらずに履くというのがきれいなストッキングの履き方とされていますが、この履き方は、親指を外反状態にしたり、爪の端に負担を与えて巻き爪にしやすくしたりします。

　靴下やストッキングは、つま先と踵《かかと》をしっかりと合わせてから上に引っ張り上げるように履くのがよいでしょう。

ポイント：つま先が当たらないように注意するのは靴だけではない。靴下なども常につま先にゆとりがあるようにしよう

⑤ 〝爪を割っている〟から巻き爪がひどくなる

一昔前だと、巻き爪のネイルケアは〝深爪〟が一般的でした。この切り方は一時的に痛みから解放してくれますが、長い目で見ると巻き爪をますますひどくしてしまうことが知られてきました。そこで最近では「スクエアオフ」という〝切り方〟が主流となってきました。

　このスクエアオフという切り方は、ただまっすぐに爪の形を整えるだけでなく、爪の端の部分を少し丸めるように切ります。こうすることで爪の強度を上げることができ、爪にかかる負担を抑えながら陥入爪を改善してくれることで広まっていったのです。

　爪切りには2つの要素があります。爪を「どのように切るか」と「どうやって

理想的な爪の切り方

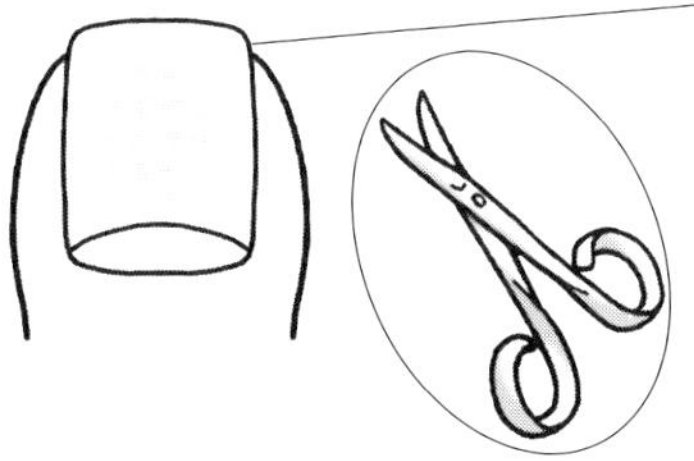

爪は切りすぎないこと。まっすぐに整えたら、角を少しだけ丸める。

爪切りばさみ（丸囲み）でスクエアオフにカットする。

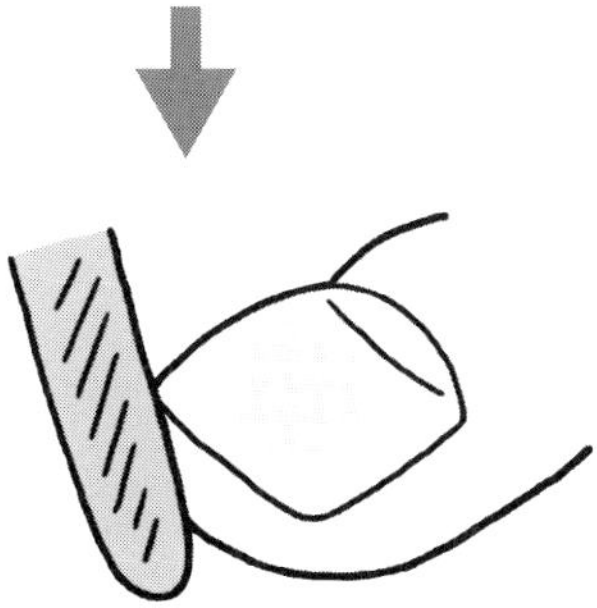

爪の断面をやすりを使って整える。

切るか」です。

スクエアオフは「どのように切るか（形）」の観点から広まっていきましたが、次に「どうやって」その形に切るかが問題になってきます。というのも、ほとんどの方のネイルケアは爪を切っているのではなく、〝爪を割っている〟からです。

爪切りをした際の音を思い出してください。「パチン」という音が響き渡りますが、皆さんが紙を切っている時にこのような音がするでしょうか。「パチン」という音は、切っている音ではなく割っている時に出る音。実は、市販の爪切りを使うと、爪を切っているのではなく爪を割っているのです。

爪が割れるとどうなるのでしょうか。その断面を見ると細かな棘《とげ》状のものができているのが分かります。これが爪の周りの筋肉に食い込むと、炎症が強くなります。

ですから、巻き爪のネイルケアは、爪切りではなく「爪切りばさみ」を使って、スクエアオフの形にします。形を整えたら目の細かなやすりで仕上げる。これができれば理想的と言えるでしょう。

ポイント：爪切りは巻き爪をひどくすることも。ネイルケアには爪切りばさみがお勧め

⑥ 歩き方

歩き方１つで、足にかかる負担はずいぶんと減らすことができます。一説によると、足にかかる衝撃は歩く時で体重の1.2倍、走ると３倍もかかるといわれています。女性だと１日に６３００歩ほど歩きますから、体重が50キロの場合、１日にかかる衝撃の累計は３７８トンにもなります。この負担をどう減らすか。これが足のトラブルを減らす大きな目標の１つになるのです。

足にかかる衝撃自体を減らすことはできませんから、その衝撃をどう分散して負担を減らすかを考えていくことになります。

ここでは分散させる秘訣〝円運動〟（膝を上手に使い、足への衝撃を分散しやすくする）を利用した歩き方を紹介します。

膝を上手に使って歩くと足への負担が和らぐ

円運動を利用した歩き方は、膝を上手に使うこと。よく雑誌などで紹介される〝正しい〟歩き方のポイントの１つに「膝を伸ばして歩く」というのがありますが、これは足や膝に大きな負担を与えるので、足にトラブルを持っている人にはお勧めできません。膝を柔軟に使うことできれいに歩け、しかも足の負担を減らすことができるのです。

27ページに、正しい歩き方のポイントをまとめました。これらを意識しながら歩くだけで、足への衝撃を和らげ、足にかかる負担を減らすことができます。

ポイント：**歩く時の音は、歩行の効率の悪さを表す。歩く時は音がしないように気を付けよう**

正しい歩き方のポイント

①下腹部を軽く引き上げ、上半身は軽く伸びをするようにする

②1本の線を踵の内側と親指で踏むようにし、つま先は進行方向に向ける

③足は膝から出す

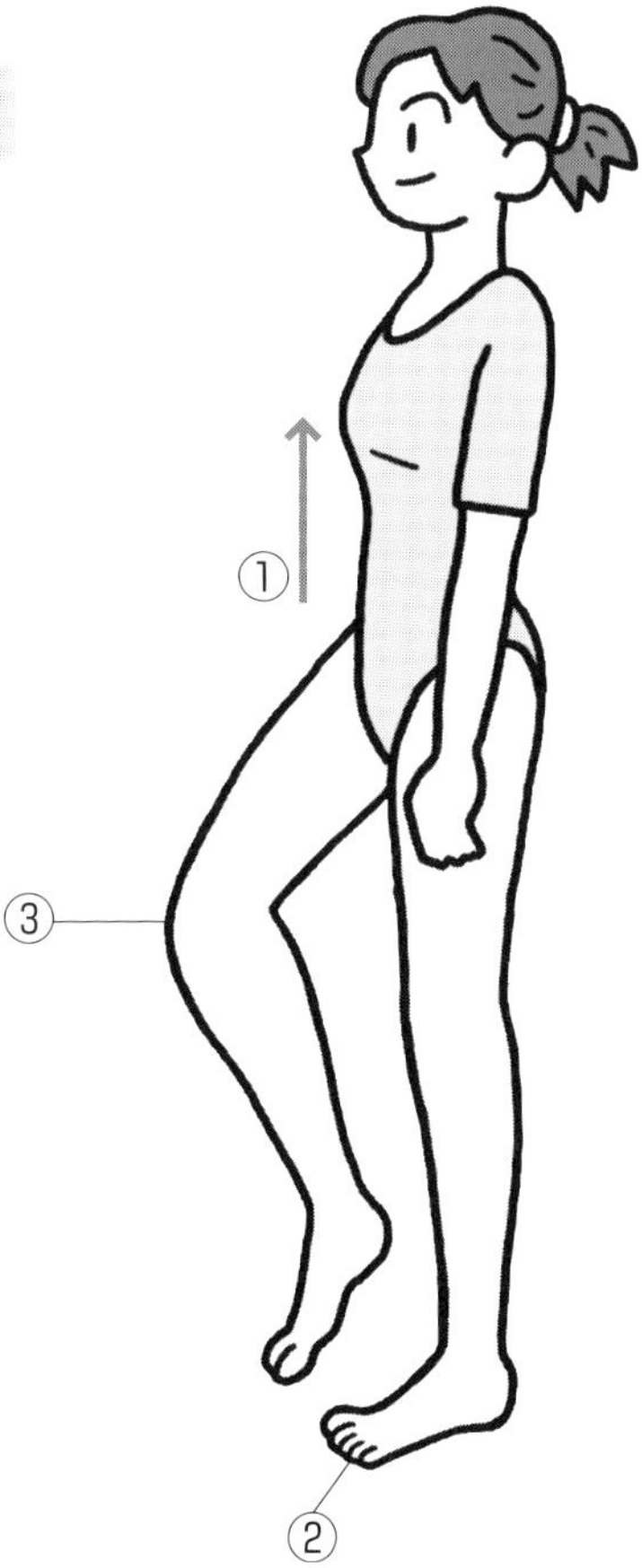

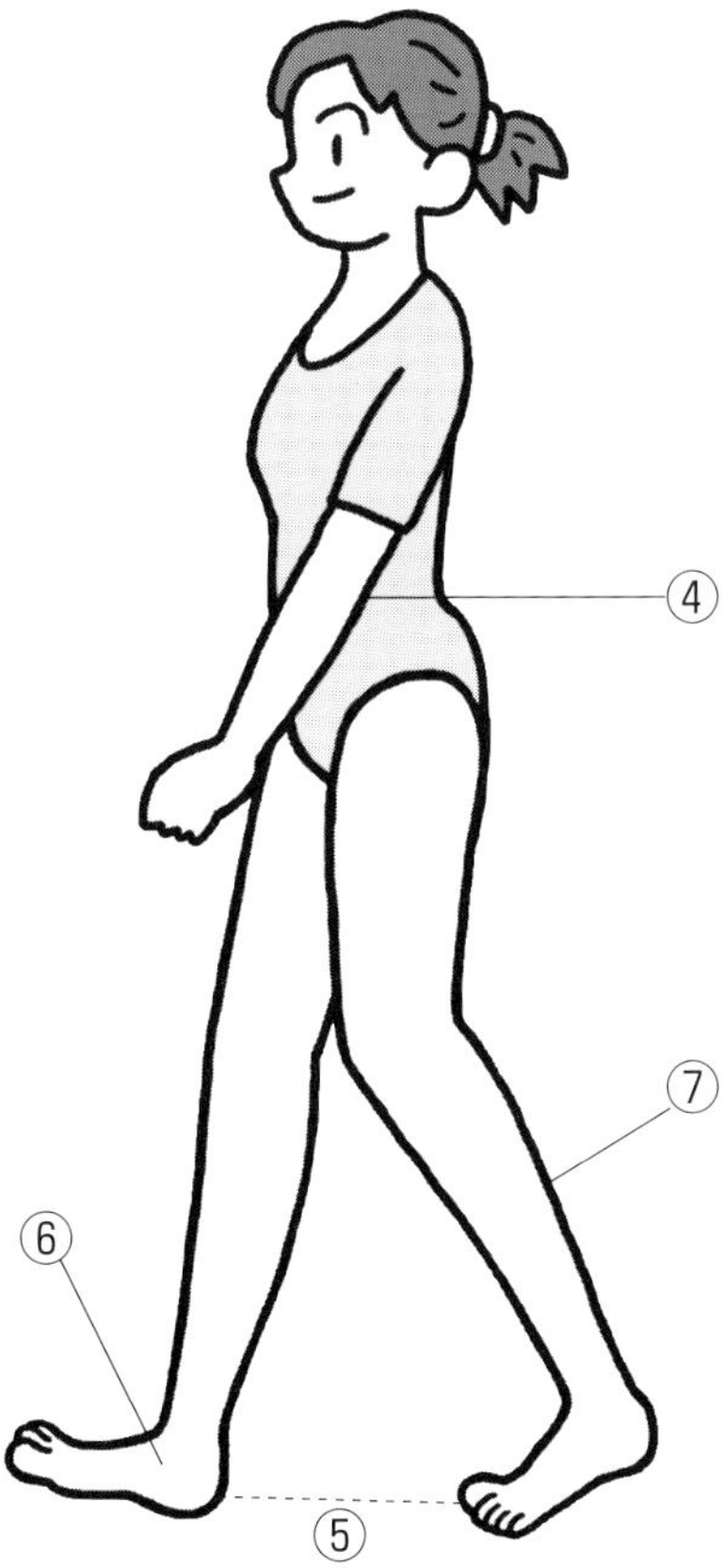

④腕の振りは肘が体幹（胴体）の幅を超えない程度に

⑤歩幅の目安は自分の足1つ分

⑥踵から着地する。歩行時に音があまりしないようにする

⑦後ろ側の足は地面を蹴らないように膝を前に出すようにする

原因を解消することで再発は防げる

〝一度腰痛になったら再発しやすい〟と聞いたことはないでしょうか。せっかく、時間とお金をかけて腰痛を治したとしても、腰痛になる原因がそのままであれば、また腰が痛くなってしまいます。原因を取りのぞいて再発しにくくするというのが本当の治療というものです。

　外反母趾や巻き爪も腰痛と同じです。一時的に症状が良くなったとか、手術後、形がきれいになったというのは本当の治療の結果ではなく、一時的な症状の緩和だと私は考えています。

　本書を手にしたあなたには、原因を取りのぞいて、再発しない足づくりをして欲しいと願っています。

手術をしても原因がそのままなら再発する

外反母趾も、巻き爪の手術も、根本からの改善を行うわけではありません。外反母趾の手術には数十もの術式があります。それにもかかわらず、第1中足骨《ちゅうそくこつ》の内反に対する処置がほとんど行われていません。外反母趾の手術では第1中足骨が〝内反した状態そのままで〟親指の向きを矯正してしまう術式が多いのです。

　巻き爪の手術は、「どうして爪が筋肉に食い込んでしまったのか」ということについてほとんど考慮しません。単に爪を持ち上げて巻き込みを解消する事に終始します。

　痛い思いと長い時間をかけて手術しても再発する人が少なくありませんが、これは原因をそのまま放置して、対処的な方法を行うからです。

　手術に限らず、ストレッチなどで症状の改善を行うのであれば、足にトラブルを起こしてしまった原因を取りのぞくことで、再発を防ぐことができるのです。

ポイント：再発防止のためには、原因を取りのぞく事が重要。対処的よりも根治的な方法を取り入れよう

原因の解消は症状改善の近道でもある

「どうすれば早く良くなりますか」という声をよく耳にします。私が学生時代に受けた運動生理学の授業で「1年かけて傷めたものは2年かけないときちんと治らない」と先生が話してくれました。

学生時代の私は、そのまま何の疑いもなく先生の話を受け入れ信じていましたが、解剖学を専門分野として自ら教壇に立ち、また、多くの症例を診ていくうちに、先生が話してくれたことに少しずつ疑念を持つようになりました。

私の治療を受けた患者さんの中には、早く良くなるための注意事項をしっかりと守って実行する方と、治療さえ受けていれば良くなるだろうという全くの他力本願の方がいます。どちらが早く改善するかは、賢明な読者はお分かりになると思います。注意事項をしっかりと守って実行する方が早く改善するのです。

足にトラブルを起こす原因を放置していますと、いくら良くなるように様々な手を打ってもなかなか改善が見られません。車で例えるなら、アクセルとブレーキを同時に踏んでいるようなものです。原因の解消というのは、少し面倒に感じるかもしれません。ですが「どうすれば早く良くなるか」という問いの唯一の解答は「原因の解消」だけなのです。

ポイント：足の歪《ゆが》みを起こす原因を取りのぞけば、外反母趾や巻き爪は早く良くなる

column

幅広靴は必ずしも足に良いとはいえない

23ページでもお話しましたが、幅広の靴を履くと開張足《かいちょうそく》になることがあります。日本人に限らず、韓国の方や中国、台湾などのいわゆる東洋人は、西洋の“医療”というものに対して盲信する傾向があります。よく医療の現場でいう言葉に“世界標準の医療”というのがありますが、この「世界」という言葉は、往々にして西洋世界を意味します。

西洋人と東洋人は全く異なった進化をしています。体形だけでなく生活習慣も全く異なるのですから、世界標準の考えを足のトラブル解消に当てはめていくと、問題が生じていきます。その代表例が幅広の靴。

西洋人の足の形はひとさし指が一番長いギリシャ型が多く、この足の形をきれいに見せるために足の横幅を抑えつけるパンプスが生まれました。そこから起こる足のトラブルを解消するために、西洋人は幅広の靴を開発していったのです。

ところが東洋人の足の形は親指が一番長いエジプト型が多いのです。この足の特徴は体重を支える際に親指の役割が大きく、それによって扁平足《へんぺいそく》や開張足が起きやすい事。これが第1中足骨《ちゅうそくこつ》の内反を生むのですが、西洋人にならい幅広の靴を履くと、更に開張足を進行させより強度の外反母趾になってしまうのです。ですから、外反母趾（または巻き爪）＝幅広の靴、という短絡的な思考をやめ、自分の足に合った靴選びを行うようにしたいものです。

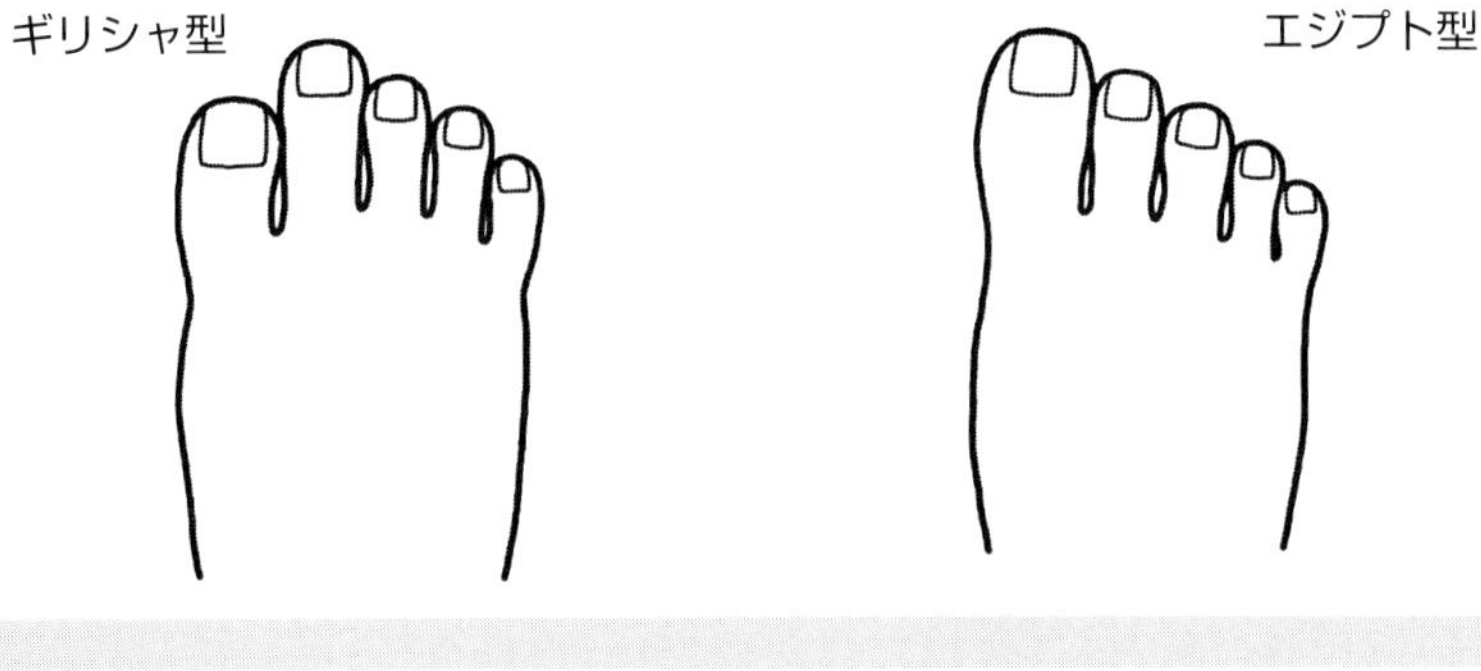

第二章

自分の足の歪みを自己診断

自分の足の状態を知る

外反母趾や巻き爪は、グッズなどに頼りきりでいては、なかなか良くならないこともあります。原因を解消していくためには、運動不足などの生活を改善していくとともに、自分自身で行う足のケア（セルフフットケア）を取り入れるのがよいでしょう。

セルフフットケアとしてお勧めするのは、足のストレッチをすることです。外反母趾や巻き爪は、多くの場合、器具などを使わなくても、ストレッチを取り入れることで改善できます。

ストレッチの具体的な方法については、第四章（62～１０３ページ）で紹介しています。

どれも手軽にできるものばかりですが、これらのストレッチを長期間続けていくことで、少しずつ足の状態が良くなるのを実感できるでしょう。

セルフフットケアの前に足の状態をチェックしよう

自分で自分の足をケアする際に必要なのは、「自分の足がどの程度ひどくなっているか」を知ることです。外反母趾の程度や足のねじれなど、自分自身の足の状態を知ることで、どういったストレッチが必要なのかも分かりますし、また、どの程度ストレッチを行えば良いかも分かるようになります。

外反母趾の角度を測るのは、レントゲン写真を撮って行うのが本来の方法ですが、ここでは、４ページにある簡易測定法を使って行います。

ただし、これはあくまで簡便な方法ですので、実際の測定結果と若干異なる結果となる場合があります。ご了承ください。

ストレッチは歪みの度合いに応じて選択するのがベスト

先にストレッチの項目から本書を捲《めく》られた方は、外反母趾や巻き爪だけで、こんなにストレッチがあるのかと驚かれたことでしょう。この本で紹介しているストレッチは32種類もありますから、全てをこなそうと思うと、ゆうに2時間ほどかかってしまいます。

実際に自己診断を行った結果、全ての項目で「中等度以上」となっても、1日に2時間のストレッチは必要ありません。

自分が行うストレッチは、この32種類の中から現在の自分の足の状態に合ったストレッチを選択して行うのがベストなのです。

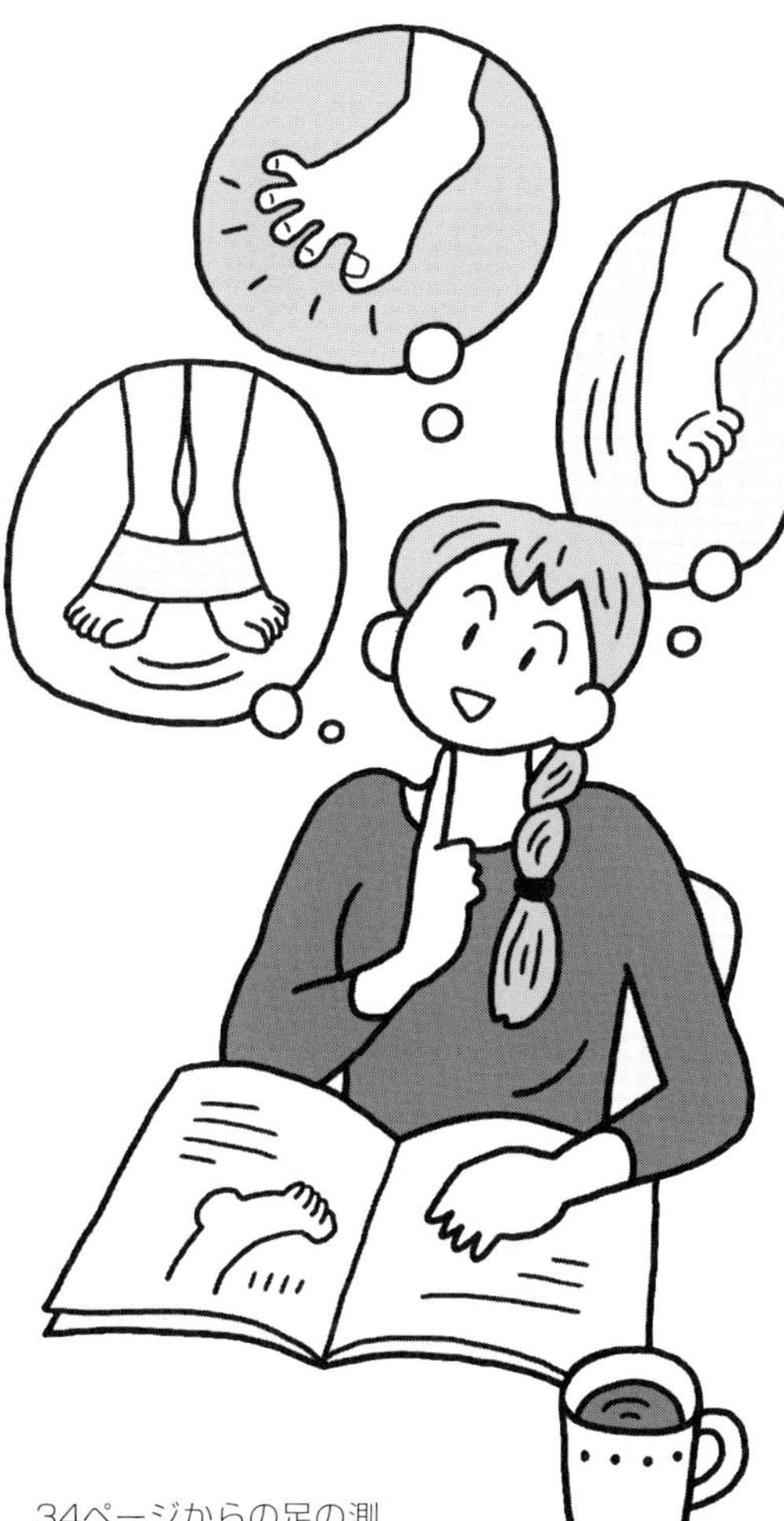

34ページからの足の測定結果に合わせて、ストレッチを選ぼう。

外反母趾角（HV角）を測る

それでは、自分がどの程度の外反母趾なのか調べていきましょう。

足の測定は、毎回同じ条件で行います。測るたびに姿勢や足の向きが異なると結果も変わってしまいます。それでは本当に良くなったかどうかを自己診断することができないからです。

外反母趾は少しずつ進行していくものですが、角度が大きくなればなるほど、足の変形の進行が早まります。測定の結果、中等度以上の方は特に注意が必要で、中には数年で25°から40°まで進行してしまったという人もいるのです。

また、測定をして、左右でＨＶ角に違いがあった場合は、左右で行うストレッチを変えたほうが効果的です。もし、ストレッチを変えるのが少し面倒な場合は、角度がより大きい側に合わせてストレッチを選択すると良いでしょう。

HV角の測り方

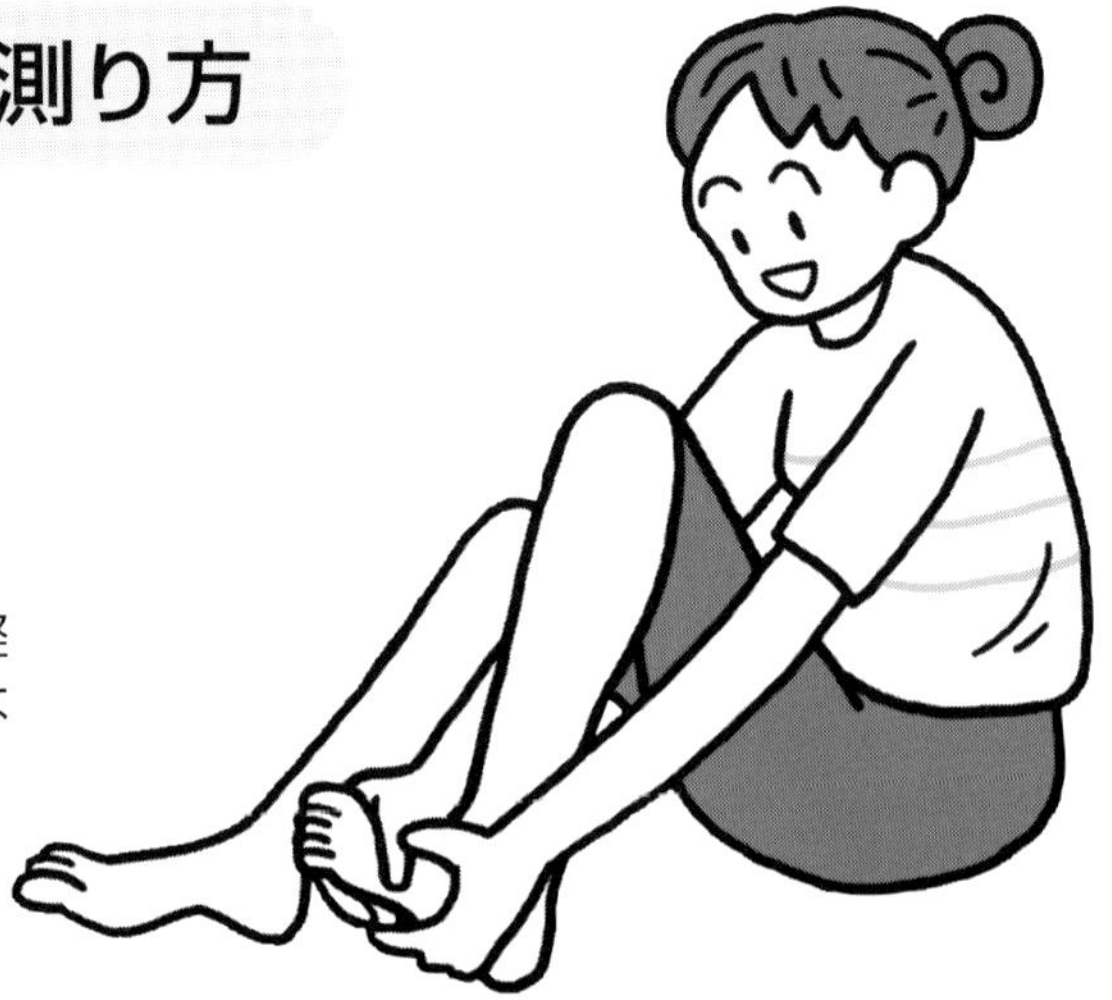

1

素足になる。足を軽く揉み、足の余計な緊張を取りのぞく。

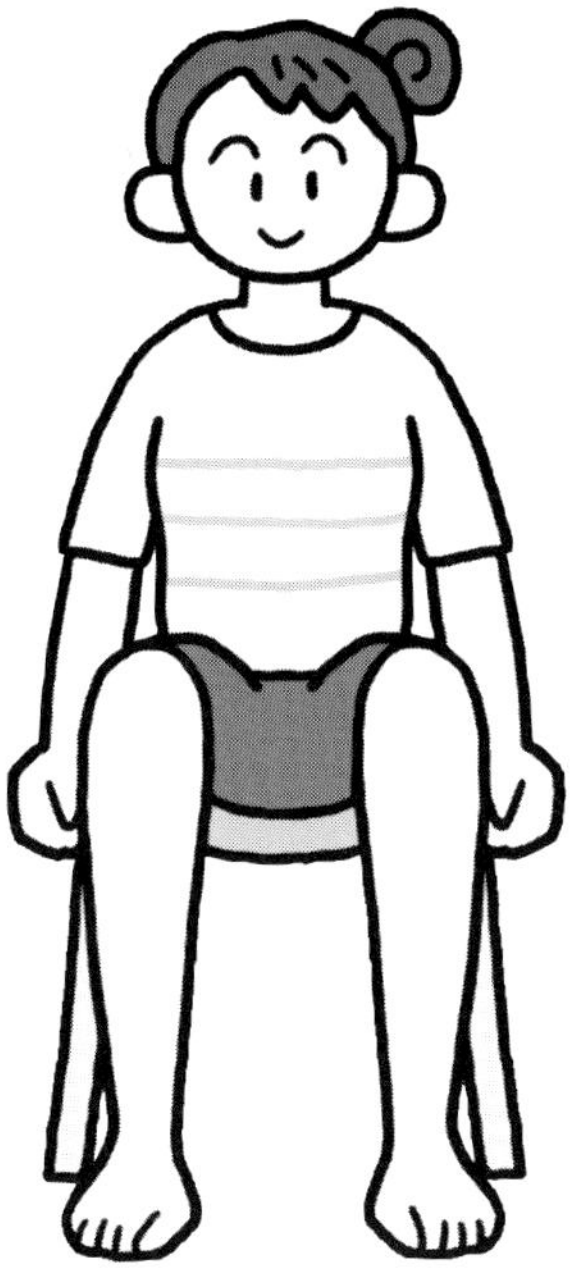

2

椅子に座り、両膝の間に握りこぶしが2個入るように足を開く。つま先は正面に向け、膝下は平行になるようにする。

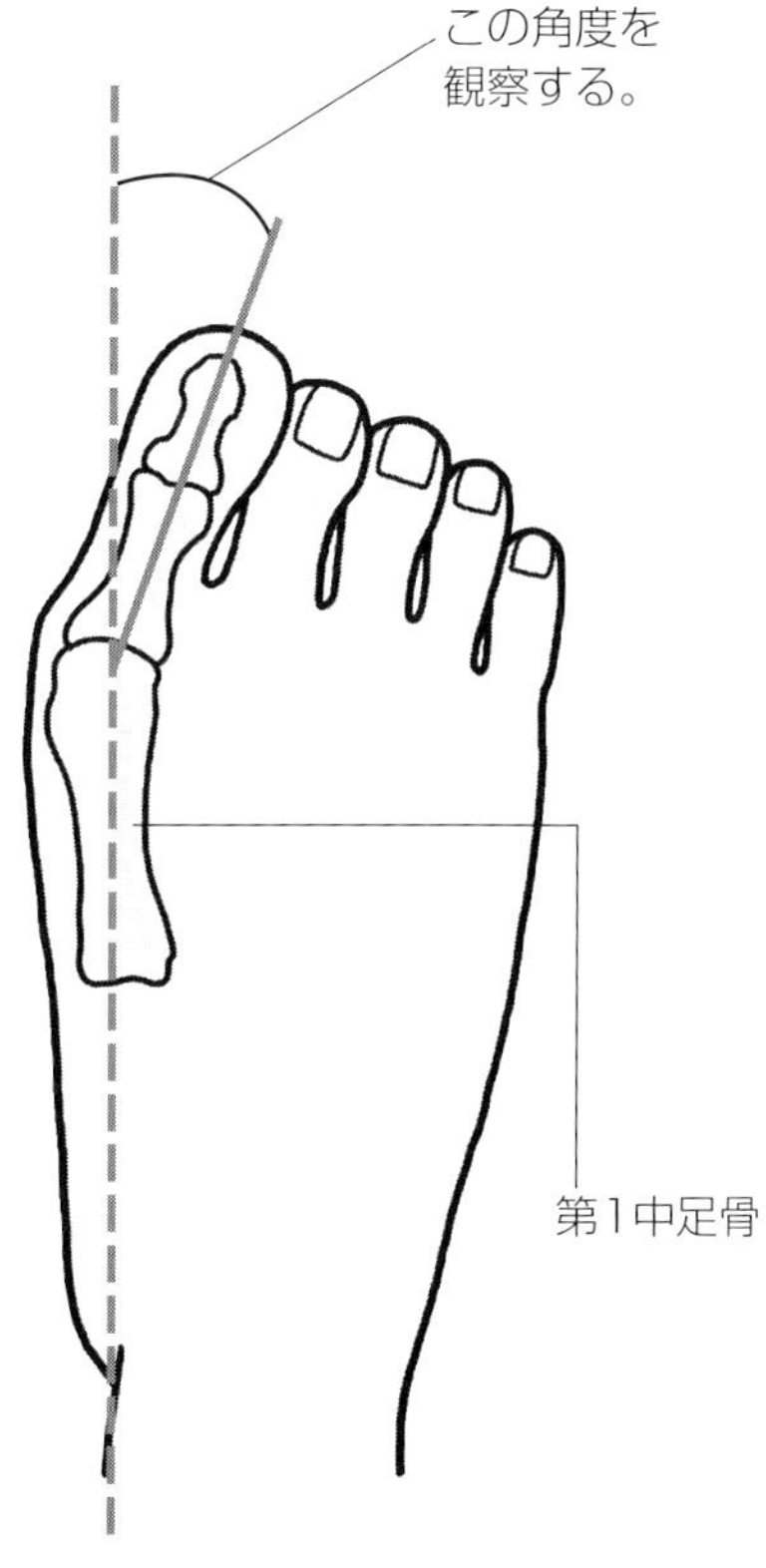

3

4ページにある「親指、小指の付け根」に親指の付け根を置き、第1中足骨を点線に揃える。親指中央がどの角度のラインを通るかによって下表のように分類する。

HV角による分類

程度	角度
正常	～15°未満
軽度	15°～25°未満
中等度	25°～40°未満
重度	40°以上

第1-第2中足骨間角（IM角）を測る

第１中足骨《ちゅうそくこつ》と第２中足骨の長軸がなす角度を第１-第２中足骨間角（ＩＭ角）といい、この角度によって第１中足骨がどの程度内側に曲がっているかがわかります。一般的に、10°までを正常としています。

私の今までの経験から、ＩＭ角に関しては15°を超えると改善が難しく、20°を超えると外科手術を受けたほうがよい場合も多くなります。

IM 角とは（右足を上から見ると）

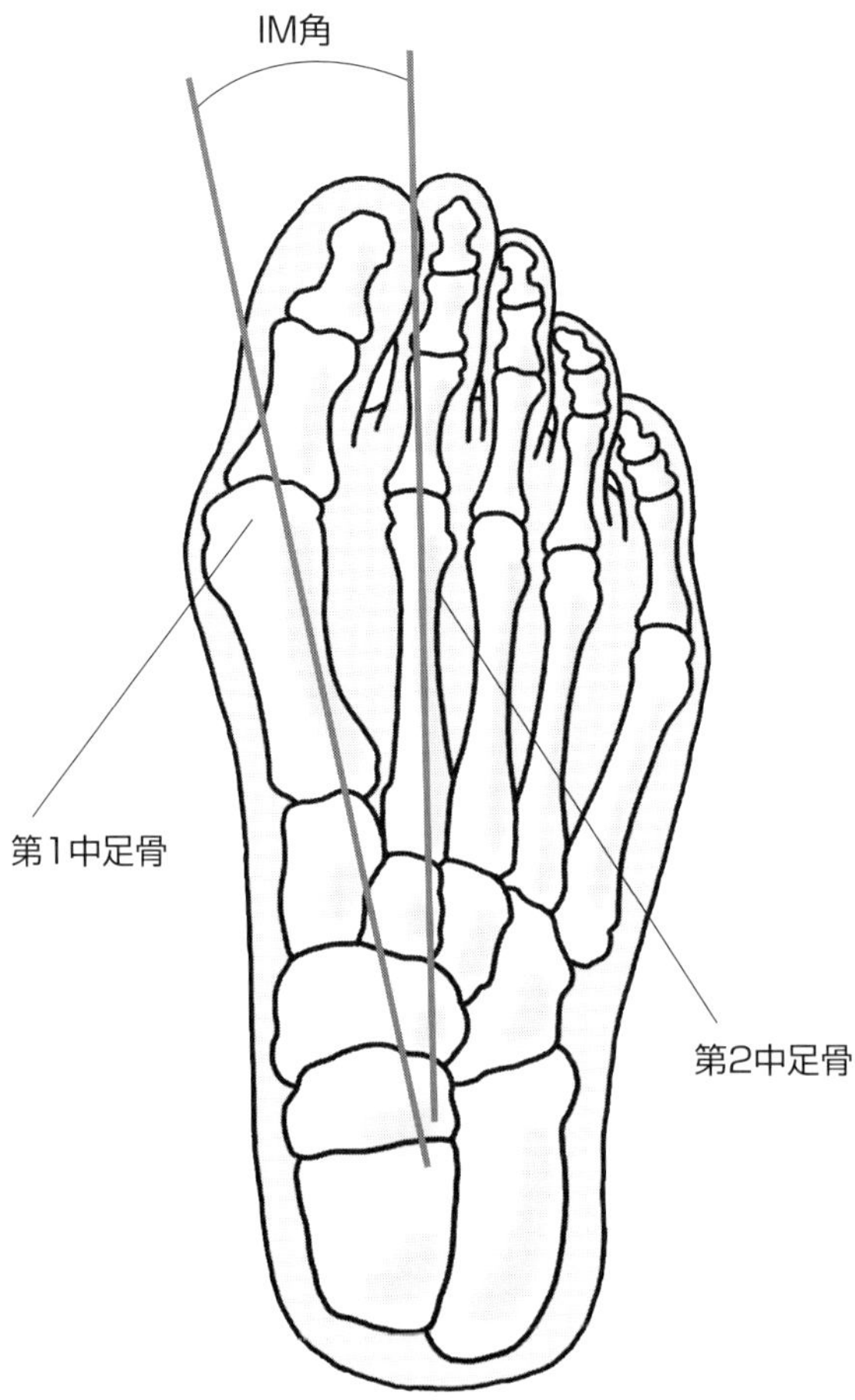

IM角の測り方

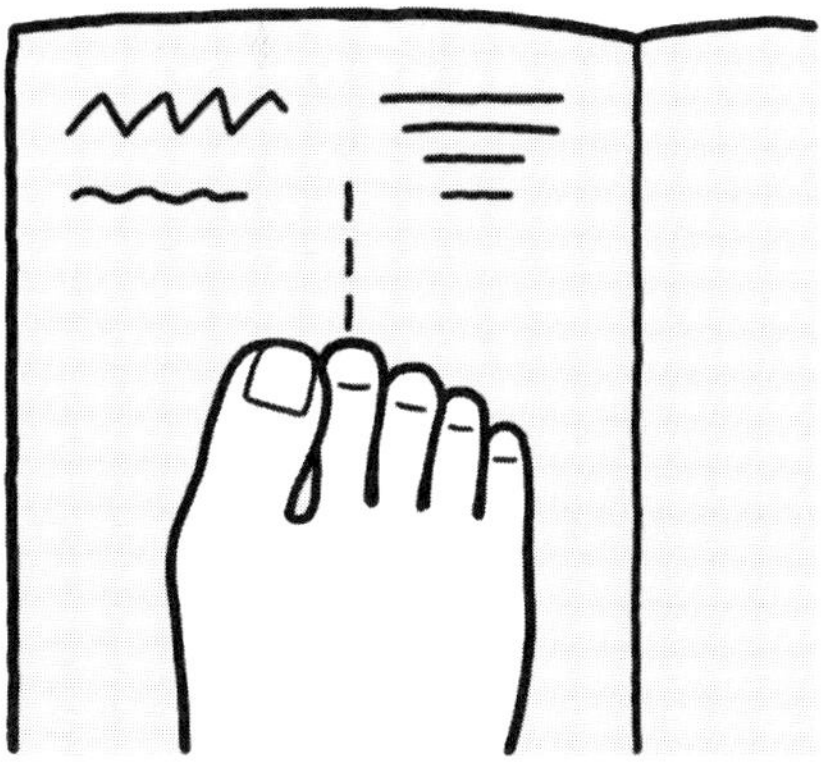

1

HV角の測り方と同様、椅子に座る（→35ページ）。5ページの中心線にひとさし指の付け根と踵《かかと》の中央を置く。

2

第1中足骨と第2中足骨の間をすりあげて止まる場所が、線の●にくるようにする。親指の付け根の内側がどの角度のラインを通るかによって、下表のように分類する。

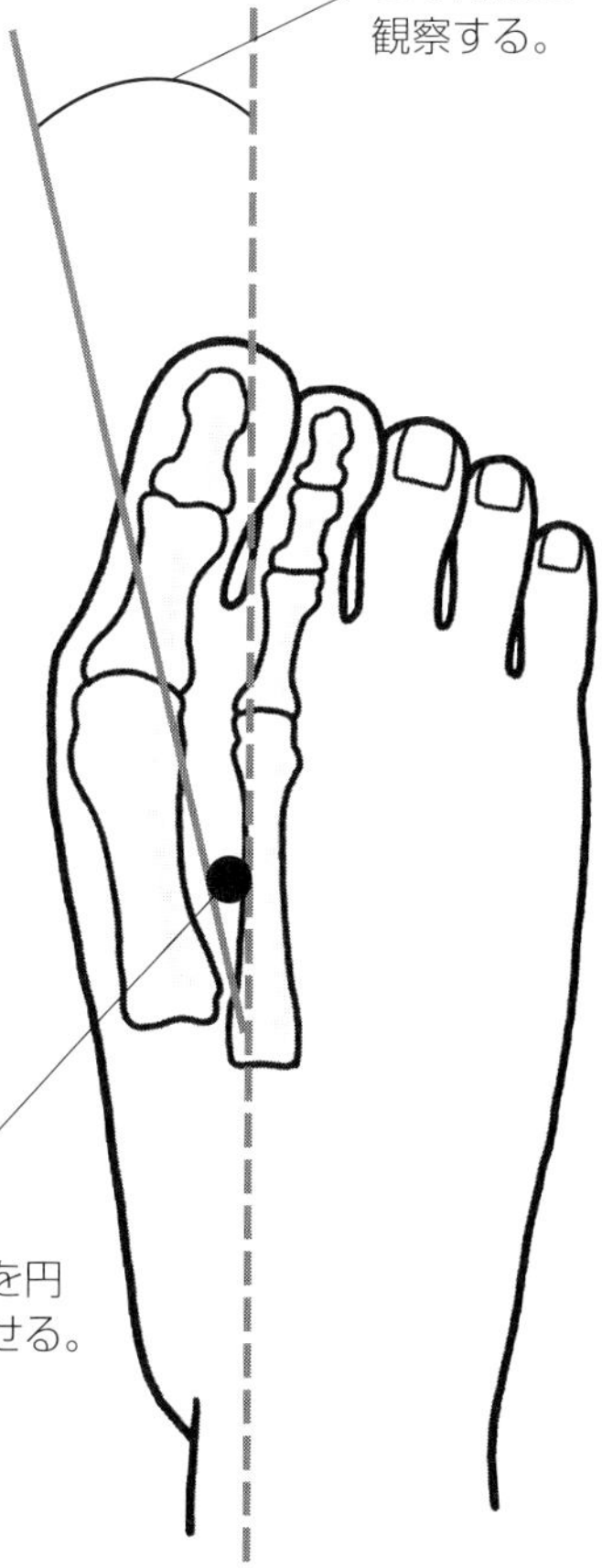

IM角による分類

程度	角度
正常	〜10°未満
軽度	10°〜15°未満
中等度	15°〜20°未満
重度	20°以上

その他のチェックポイント

その他にも、チェックしておきたいポイントがいくつかあります。合わせて確認し、その程度に合ったストレッチ（→41ページ）を行います。

土踏まず

土踏まず（アーチ）の状態をチェックします

HV角の測定と同様に座る（→35ページ）。その状態で手のひらを上に向け、土踏まずに指を軽く差しこむ。指がどの程度入るかを観察する。

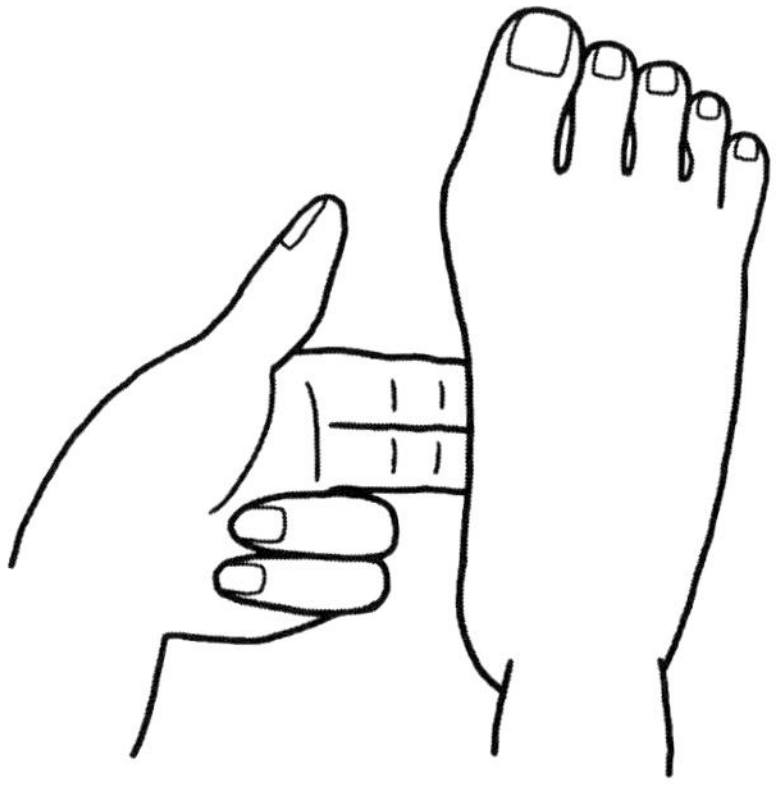

程度	指の入り方
正常	第1～第2関節の間
偏平足気味	第1関節未満
ハイアーチ気味	第2関節以上

足のねじれ

足にねじれがあるかどうかをチェックします

HV角の測定と同様に座る（→35ページ）。小指が浮いて足がねじれているかどうかを観察する。

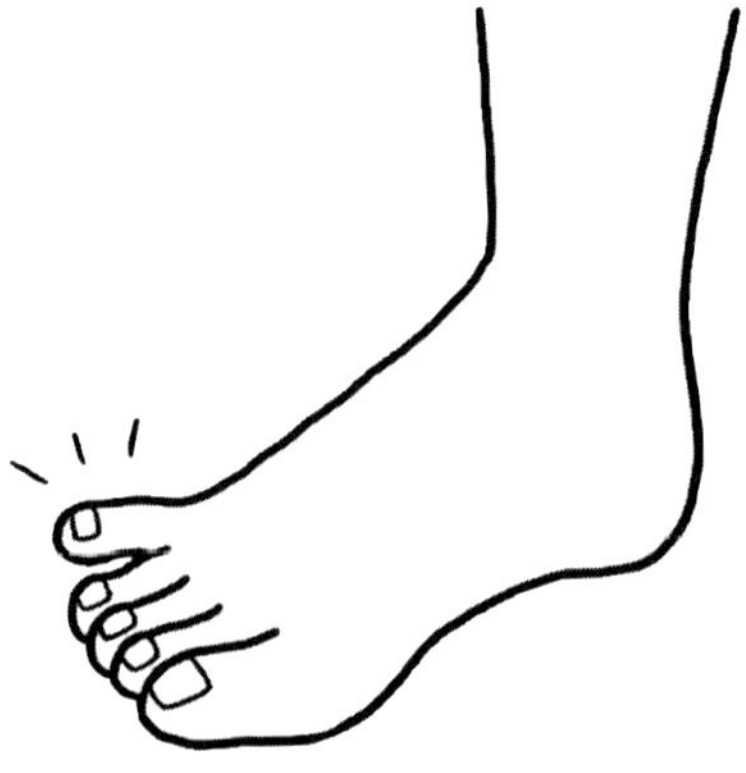

内反小趾

足の小指が内側に曲がっているかをチェックします

HV角の測定と同様に座る（→35ページ）。4ページの「親指、小指の付け根」に小指の付け根を置き、第5中足骨を点線に揃える。小指中央がどのラインを通るかを観察する。

程度	角度、他
正常	〜10°未満
軽度	10°〜20°未満
中等度	20°〜30°未満、又は小指がねじれて爪が外を向く
重度	30°以上、又は薬指に小指がかぶさる

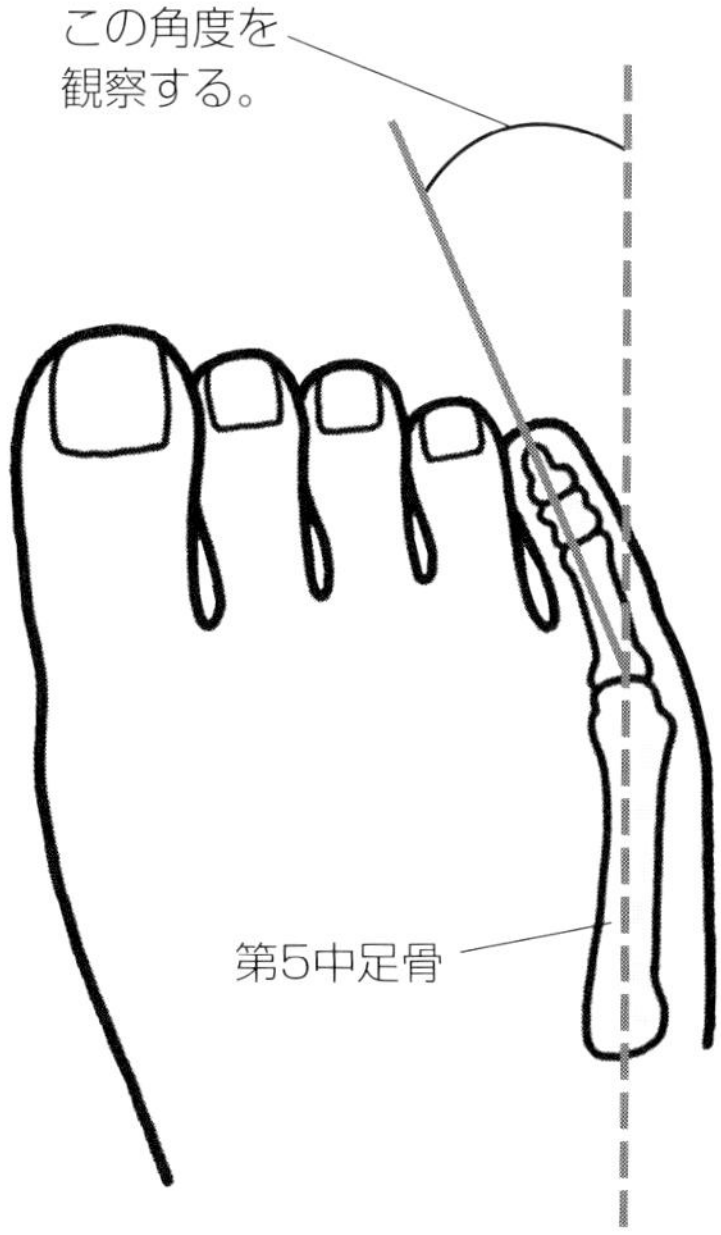

足首の安定度

足首の安定感をチェックします

HV角の測定と同様に座る（→35ページ）。軽く足を上げて、つま先が内側に向いてしまう場合は腓《ひ》骨筋《こつきん》（膝下のからだの外側の筋肉）の強化が必要。

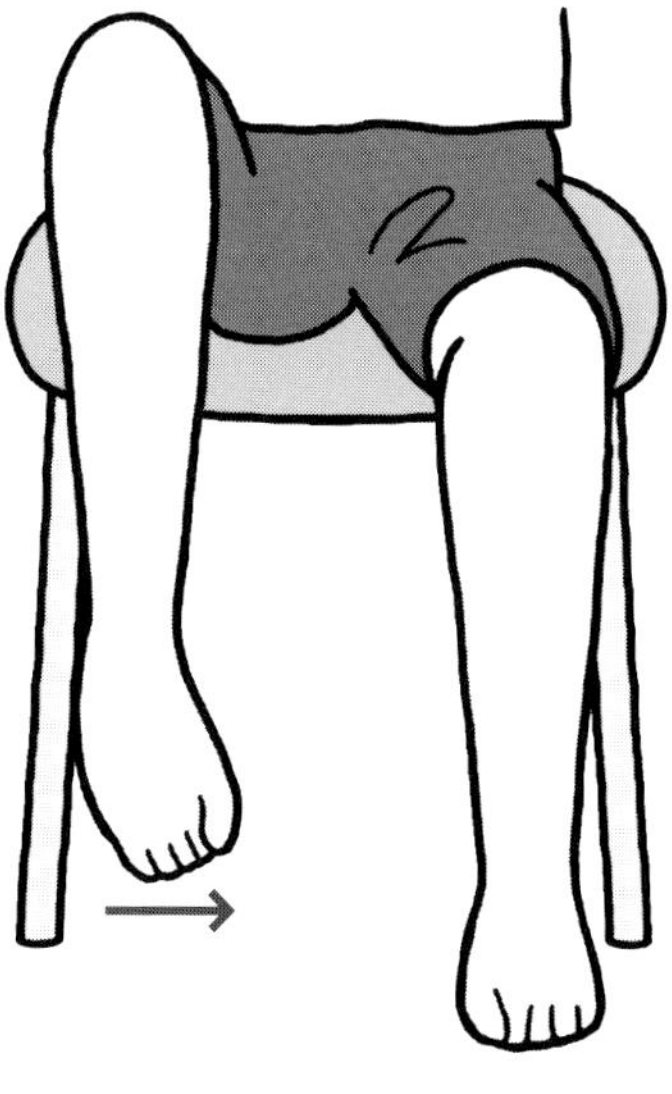

どのマッサージやストレッチを重点的に行えば良いか

人のからだには、少し厄介《やっかい》な機能が備わっています。いわゆる〝慣れ〟と呼ばれているものです。

この慣れというものは、普段生活していく上ではとても便利な機能と言えます。例えば、化粧品売り場に行くと化粧品の入り混じった匂いがしますが、しばらくすると気にならなくなります。電車の中でも、最初は騒がしく思っていても次第に読書に打ち込めるほど騒がしさが気にならなくなります。

このように、外からの刺激が続くと、次第にその刺激に対する反応が鈍くなるように人のからだはできているのです。

項目の程度に合わせてプログラムを立てよう

ストレッチも同様に慣れが起きてしまいます。

そこで、本書ではこの〝慣れ〟が起きにくくなるようなプログラムを立てたいと考えました。

その関係で、各項目の程度（足の状態）に合わせて、核となるストレッチやマッサージを決定し、１週間おきに行うものを入れ替えていきます。そうすることで慣れを起きにくくし、ストレッチ効果がより得やすくなります。

どのマッサージやストレッチをすればよいかは、34～39ページで行った足の測定結果によって変わります。41ページの表で確認しましょう。腓腹筋《ひふくきん》ストレッチ（→１０１ページ）と大腿二頭筋《だいたいにとうきん》ストレッチ（→１０２ページ）は、足の状態をより安定させるものです。ほかのストレッチやマッサージで足の形状や症状が改善してきたら、この２つのストレッチを積極的に取り組んでください。

自己診断結果とストレッチ対応表

項目		A	B
HV角（p34）	軽度	指の付け根のマッサージ（p66）、HV角の矯正ストレッチ（p83）、母趾外転筋と内転筋のバランス改善（p91）	ふくらはぎのマッサージ（p70）、指回しストレッチ（p78）
	中等度	親指の痛みを和らげるマッサージ（p75）、HV角の矯正ストレッチ（p83）、Homan体操（p95）	開張足マッサージ（p72）、HV角の矯正ストレッチ（p83）、親指を正しい方向に動かしやすくするストレッチ（p92）
IM角（p36）	軽度	足首周囲のマッサージ（p67）、IM角の矯正ストレッチ（p82）	親指を正しい方向に動かしやすくするストレッチ（p92）
	中等度	開張足マッサージ（p72）、IM角の矯正ストレッチ（p82）、親指を正しい方向に動かしやすくするストレッチ（p92）	第1中足骨内反矯正ストレッチ（p84）、母趾外転筋と内転筋のバランス改善（p91）
土踏まず（p38）	偏平足	足の裏のマッサージ（p63）、土踏まずをつくるストレッチ（p80）、足底筋体操（p96）、前脛骨筋ストレッチ（p100）	アキレス腱周囲のマッサージ（p68）、足の幅の矯正ストレッチ（p86）、足の骨間筋体操（p97）、つま先立ちストレッチ（p99）
	ハイアーチ	足の甲のマッサージ（p65）、ハイアーチを解消するストレッチ（p81）	足の裏のマッサージ（p63）、足底筋体操（p96）
足のねじれ（p38）		足の裏のマッサージ（p63）、足のねじれを解消するストレッチ（p87）、足底筋体操（p96）、前脛骨筋ストレッチ（p100）	足の甲のマッサージ（p65）、足のねじれを解消するストレッチ（p87）、足の骨間筋体操（p97）
内反小趾（p39）	軽度	指の付け根のマッサージ（p66）、指回しストレッチ（p78）	ふくらはぎのマッサージ（p70）、内反小趾ストレッチ（p85）
	中等度	小指の痛みを和らげるマッサージ（p76）、内反小趾ストレッチ（p85）	開張足マッサージ（p72）
足首不安定（p39）		アキレス腱周囲のマッサージ（p68）、足首回しストレッチ（p79）、足首のねじれを解消するストレッチ（p89）、腓骨筋ストレッチ（p94）	足首周囲のマッサージ（p67）、足首を安定させるストレッチ（p88）、腓骨筋ストレッチ（p94）
陥入爪		指の付け根のマッサージ（p66）、爪の根元のマッサージ（p74）、Homan体操（p95）	ふくらはぎのマッサージ（p70）、足の骨間筋体操（p97）

※1週目にAの項目、2週目にBの項目、というふうに1週間ごとに行う項目を変える。

column

“足の指を広げる”セパレーターは必ずしも良いとはいえない

足のトラブルを抱えている方は、結構な割合で何らかの装具を購入して使っています。外反母趾の方で一番多いのがセパレーターと呼ばれる、足の指の間に挟んで使用する装具。数百円という手軽に買えるものから、数千円もする高価なものまでいろいろありますが、個人的にはこのセパレーターはあまりお勧めいたしません。

30ページで、外反母趾の方には幅広の靴を勧めないとお話ししました。外反母趾の方は高い確率で開張足《かいちょうそく》となっており、幅広の靴はこの開張足を進行させる可能性があるからです。実は、外反母趾のセルフケアとして多くの場面で使用されているセパレーターは、幅広靴よりも外反母趾をひどくする可能性があるのです。

セパレーターは足の指の間に挿入して使いますが、指の間を広げようとした時に、中足靭帯《じんたい》（中足骨それぞれを横に結ぶ靭帯）を緩めて開張足を促してしまいます。外反母趾というのは単に親指が外側に曲がったものではなく、ねじれを伴って曲がっています。セパレーターは、このねじれの解消は考慮されていませんから、開張足を促した際に、更にねじれを強めてしまう可能性もあるのです。

セパレーターは手軽に使えて確かに便利ではありますが、足の構造を考えるとあまりお勧めはできません。

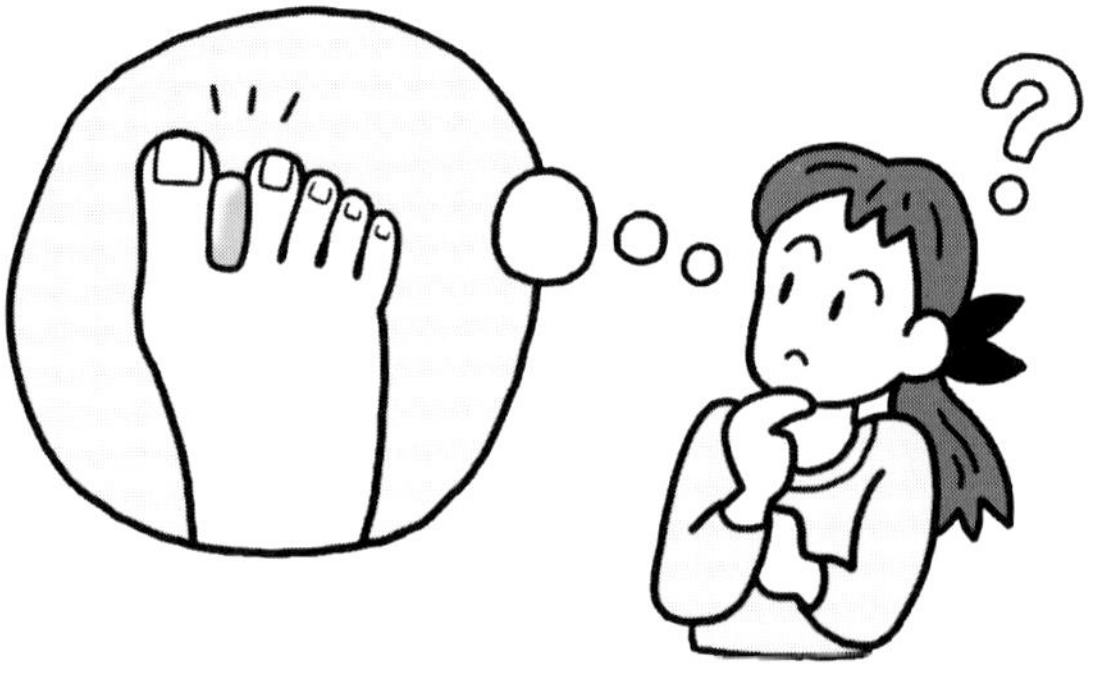

第三章

フットケアは手軽さが一番

気楽に手軽に始めるのが長続きのコツ

最初にがんばりすぎると三日坊主に

私は大学のオープンカレッジやカルチャーセンターで年に１００回ほどストレッチの指導を行っています。受講者から、「三日坊主ですが、どうしたら長く続けられるでしょう」という質問をよくいただきます。

　みなさんにも経験があると思いますが、人というのは、最初にがんばりすぎたり、その人にとって少し面倒な事を始めたりすると、三日坊主になることがよくあります。

　これから「外反母趾や巻き爪のケアをしていこう！」と、少し意気込んでいる方もいると思います。

　すると、その意気込みだけで疲れてしまう事もあります。ですから、少し肩の力を抜いて「できる範囲で行えばいいや」ぐらいの気軽な思いで始められることをお勧めします。

準備するものがなく気楽にできることが大事

行う内容も、簡単な方法が一番です。フットケア用品売り場に行くと、様々な商品が売られていますが、毎回、フットケアを行うたびにいろいろなものを準備しなければいけないとなると、日を追って面倒になってしまい、なかなか長続きしません。

　三日坊主を解消するためには、手軽に、そして気楽に始められる方法が良いのです。

ポイント：フットケアは、準備するものが少なく手軽に始められると、三日坊主にならない

手術やテーピングを考える前に

先日、友人の娘さんが外反母趾の手術を受けました。話を聞いてみますと、それ程角度も大きくなく痛みもひどくなかったらしいのですが、長く悩むよりは手術をしたほうが手っ取り早いということで、手術を受けたというのです。

また、別な方は外反母趾用の足に貼る専用のテープとはさみを買い込んで、毎日悪戦苦闘しながらテープを足に貼っていました。

外反母趾や巻き爪の程度によってケアは違う

確かにこういった治療法も確立されてはいますが、これらは最後の手段になります。外反母趾や巻き爪は必ず良くなるものですが、その程度によって行うケアの方法は異なります。

多くの方はストレッチやエクササイズに対してはあまり興味がないのかもしれませんが、中等度ぐらいまでなら、装具を使うよりもマッサージやエクササイズのほうが早く改善すると私は考えています。重度の方でも、適切にマッサージなどを行うと症状が緩和したり、角度が改善したりします。

手術やテーピングはあくまでも最後の手段。まずは自分の治癒力で改善する方法を試してみてはいかがでしょうか。

ポイント：程度に合わせた適切なケアの選択が改善を早める

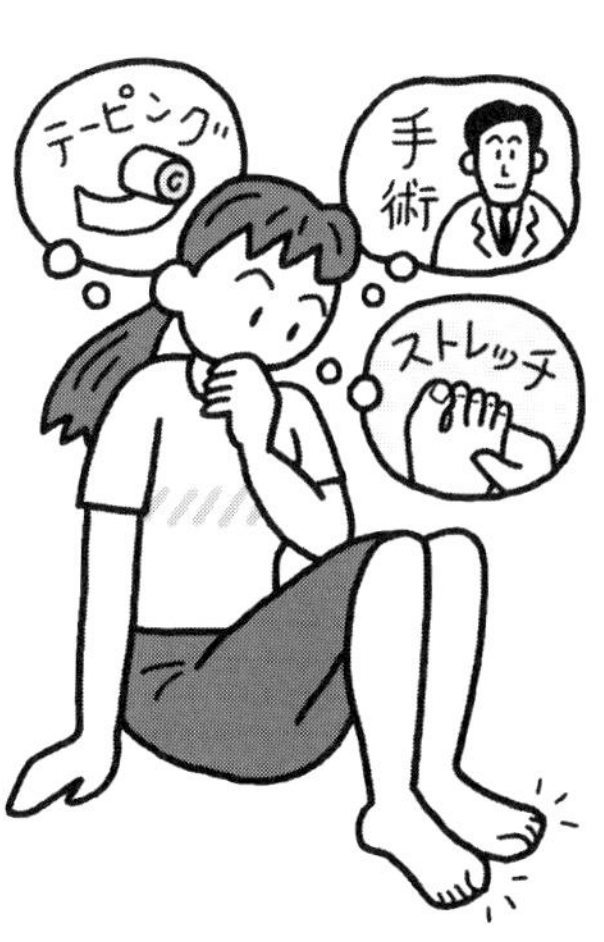

ストレッチのメリット／デメリット

[メリット]

・足を1つのパーツとしてとらえるから「根本からの改善」がしやすい。
・手術のように日常生活に制限がない。
・道具などを使わないのでコストがかからない。

[デメリット]

・100%の方が改善できるわけではない（→59ページ）。

1 多くはストレッチで改善できる

「外反母趾は良くならない」と思っている人が多い

以前、外反母趾の方にアンケートをしたところ、約６割の方が「外反母趾は治したいけど良くならないのではないか」と悲観的な思いを抱いている結果となりました。そして、外反母趾を治す方法として①装具、②テーピング、③手術、を考えているという結果となりました。少し残念ですが、改善のためにストレッチを行おうと考える人は多くないようです。

どうしてこういった結果になるのでしょうか。それは、医師の治療は手術がメインで、療術を生業《なりわい》とする人は装具やテーピングを患者に勧めることが多いためのようです。その結果、ストレッチなどは二の次になってしまったのでしょう。

外反母趾の形状や症状の改善に成功

私の治療院は１９７６年に、それまで不可能と言われたＯ脚の矯正を成功させたことで知られています。その時は、Ｏ脚は絶対に矯正はできないというのが常識でしたが、今では私どもの主張が常識となっています。外反母趾や巻き爪も同じです。Ｏ脚矯正とほぼ同時期から始めていますが、多くの方が外反母趾などの形状や症状の改善に成功しています。

私の治療院の特徴の１つは物販が少ないこと。なぜなら、人が本来持っている回復力を高めることで症状を緩和し、安定させることを治療目的としているからです。ですから、外反母趾や巻き爪の改

手術のメリット／デメリット

[メリット]

・ストレッチやテーピングでは改善できない状態の足を治療できる。

[デメリット]

・手術後しばらくは足に荷重がかけられない。
・関節の動きが小さくなる。
・手術の跡が気になる。

善には、装具やテーピングなどに頼ることなく、変形徒手矯正術《へんけいとしゅきょうせいじゅつ》（手を使って変形を矯正する）やストレッチなどによって改善する方法を用いています。

ストレッチで改善できる なぜなら「立体的」だから

なぜ、ストレッチで改善ができるのかというと、テーピングや装具とは異なり、ストレッチは〝ねじれ〟という歪《ゆが》みの解消も対象として行え、立体的（３Ｄ）な改善ができるからです。テーピングや装具の場合、そのほとんどが平面的（２Ｄ）な処置となります。特にバニオン形成（変形による炎症）が起きると２Ｄの力だけでは改善が難しくなり、自ずと限界がみえてきます。

　本当に改善したいと考えるのでしたら、マッサージやストレッチを行いましょう。

自分の回復力を最大限に活用して症状緩和をしたほうが早く、しかも再発しにくくなります。

ポイント：物に頼る改善より、自分の回復力を高めたほうが早く効果があり、しかも再発しにくい

2 手術やテーピングのメリット・デメリット

　全ての治療法には、メリットとデメリットがあります。治療法を選択する際にはそのメリットとデメリットを天秤にかけ、メリットのほうが大きいと結論に至った際にその治療法を行います。

手術はストレッチなどで 改善できない足を治療する

　手術の最大のメリットは、ストレッチやテーピングでは改善できない状態の足

装具・テーピングのメリット / デメリット

[メリット]

・装具は手軽に処置ができる。

・テーピングは症状に合わせての処置が可能。

[デメリット]

・装具は意外と高額。かえってひどくなる場合もある。

・テーピングは、慣れるまで大変。自分でやるのが少し難しい。

も治療することができるというものです。例えば、足の変形が強い、歩くだけで痛い、化膿している部分が治りにくいといった場合は手術を検討しても良いと思います。デメリットは、手術後しばらく、手術をした足に荷重をかけられない、手術をした場所の関節の動きが小さくなる、手術の跡が気になるなどです。

　また、再発した際の再手術は少し大変になってしまうので、再発しないように気をつける必要もあります。ですから、手術を選択するのであれば、再発をさせないように十分な対策を講じる必要があります。

テーピングは手軽だが意外と高額

　装具やテーピングのメリットには、どのようなものがあるでしょうか。

　装具のメリットは足の指の間に挟むだけなどの手軽さですが、デメリットは意外と高額な上に、かえって症状をひどくすることがある、という点です。

　テーピングは装具より症状に合わせた処置を施すことも可能とされていますが、自分で正しくテーピングを行うまでにはかなりの慣れが必要だったり、皮膚のかぶれ、長期使用による筋力の低下、間違ったテーピングによる二次的な歪みなどが起こったりするので、専門家以外の方が手軽に自分で行うには少し難しいといったデメリットがあります。

　こういった事を考えると、手術を必要としない段階の外反母趾や巻き爪の場合（大半の方がこれに該当します）、ストレッチで改善するのが一番、メリットが大きいといえそうです。

ポイント：手術や装具などで改善する場

合、相当のデメリットがある。ほとんどのケースではストレッチが一番メリットが大きい

3 症状に応じた内容で ピンポイント改善

以前、医療提携をしている病院の医師から薬についてレクチャーを受けたことがあります。その際に、病院で処方される薬と薬屋さんで買える大衆薬とは何が違うのか教えてくれました。

病院で処方される薬は特定の症状に対して効果が早く出るようになっているのに対して、大衆薬はいろいろな症状に対してゆるやかに効き目があるようになっているのだそうです。

ですから、大衆薬は応急的な時に利用して病院はしっかり治す時に行くのだそうです。

足の状態に合わせて、ストレッチを選ぼう

外反母趾や巻き爪の改善も同じことがいえます。例えば「外反母趾全般に効くストレッチ」というのがあったとしましょう。これは一般大衆薬でいうなら「総《そう》合感冒薬《ごうかんぼうやく》」というところでしょう。

外反母趾は様々な症状の組み合わせで起きていますから、ある特定のストレッチ1つで外反母趾を改善しようというのは無理があるのかもしれません。本当なら症状の1つ1つに対してストレッチなどを行うのが理想的です。自分の外反母趾の状態に合わせてストレッチを選択できれば、しっかりと外反母趾を改善することができるのです。

ポイント：自分の足の状態に合ったストレッチを組み合わせて行うと効果が高い

「手軽にできる」これが改善を早める

手軽で効果がわかりやすいと結果も出る

少しでも早い改善を、と考える方は少なくないでしょう。

改善を早めるにはどうすればいいか、と尋ねると、多くの医療関係者は、地道にじっくり取り組むことが最善の方法ですと答えることでしょう。確かにその通りなのですが、私の経験からいうと、もう1つ大切な要素があります。それは〝手軽さ〟です。

長く続けるものに習い事があります。習い事は、準備に手間がかかるものは敬遠されがちです。それだけではなく、習熟度なども影響があります。習い事は手軽に始められ、習熟に応じた効果（成果）が分かりやすいものほど長続きして、結果も得られるのだそうです。

準備が大変だと長続きしない

セルフケアも習い事と同じです。毎回毎回、準備が大変だと長続きするはずもありません。

実際に、ストレッチを指導していますと「〜〜を事前に準備してください」というストレッチ講座の募集は集まりがよくありませんし、次の回に「家でもストレッチをしてきましたか」と尋ねると、ほとんどの方が「時間がとれなくてできなかった」と言います。

逆に、準備のために時間をかけずに済むストレッチは、多くの方が集まってきますし、習った後も実際に家で行っている方が多いのです。

ですから、本書で紹介するストレッチは、特別に何かを用意する必要のないものがほとんどで、何かを使う場合も、家にあるもので代用できるようになっています。

　特定の商品を使ってのストレッチも悪くはないと思いますが、本書では準備もほとんど必要なしに手軽に始めることができるように配慮しています。

ポイント：セルフケアを長く続けていくためには、準備にあまり時間がかからないようにするのが大切

三日坊主にさせない方法なら改善が早い

　最近の学習塾は、飽きさせない工夫というものを重視しているのだそうです。特に、家庭学習の教材ではこの傾向が顕著で、私が子供のころに使っていたものとは違って、本当に楽しそうな教材が多いように思います。

　セルフケアも同様です。毎日、同じストレッチの繰り返しだと次第に飽きてしまいます。どんなに良い内容を行っていても、長続きしないことで「効果のないストレッチ」というレッテルを貼られてしまいます。

　本書では主に「足の緊張を取りのぞくマッサージ（→62ページ）」「足の歪みを取りのぞく（→77ページ）」「インナーマッスルストレッチ（→90ページ）」「アウターマッスルストレッチ（→98ページ）」の4種類の内容を組み合わせて行います。

　こういった組み合わせによって「飽きさせない」「個別の症状に合わせられる」そして、「ストレッチ効果に慣れてしまうのを防ぐ」という3つのメリットがあるのです。

ポイント：個別の症状に合わせたストレッチの組み合わせで、より効果がある

3つの側面から足のトラブルを解消

私は現在、昭和女子大学のオープンカレッジで骨盤講座を受け持っています。2009年の4月で13期になる長寿講座の1つですが、この中で骨格の歪《ゆが》みを取りのぞいていく手順について紹介しています。

骨格の歪みを取りのぞいていくには、

①歪みを解消する
②インナーマッスルを鍛える
③アウターマッスルを鍛える

の順に行います。こういった手順を踏まえることで、歪みを正した状態をからだの内側と外側からしっかりとサポートしてくれるようになり、歪みにくいからだになっていくのです。

1 歪みを解消する

歪みを解消するには、筋肉の緊張を和らげて、関節を正しい位置に戻していくストレッチを行います。いわゆる整体のような「バキバキ」鳴らすような事は一切行いません。無理な矯正を行うと関節を痛めてしまい、外反母趾などを更にひどくする可能性があるからです。

人の関節は多くの靭帯《じんたい》や筋肉で保護されていますから、一般的には、よほど力をかけない限りなかなか矯正できるものではありません。しかし、リラックスした状態で〝ゆっくり〟〝弱めの力〟で行うことができれば、意外と矯正は楽に行えます。

〝早く〟〝強い力〟で矯正を行うというのが一般的ですが、これだとからだは「緊張」という防御反応を示してなかなか矯正効果は得られません。発想を切り替えて、からだが防御反応を示しにくい方法を使って、歪みをしっかり解消するよう

ゆっくりと弱い力で押すことが大事

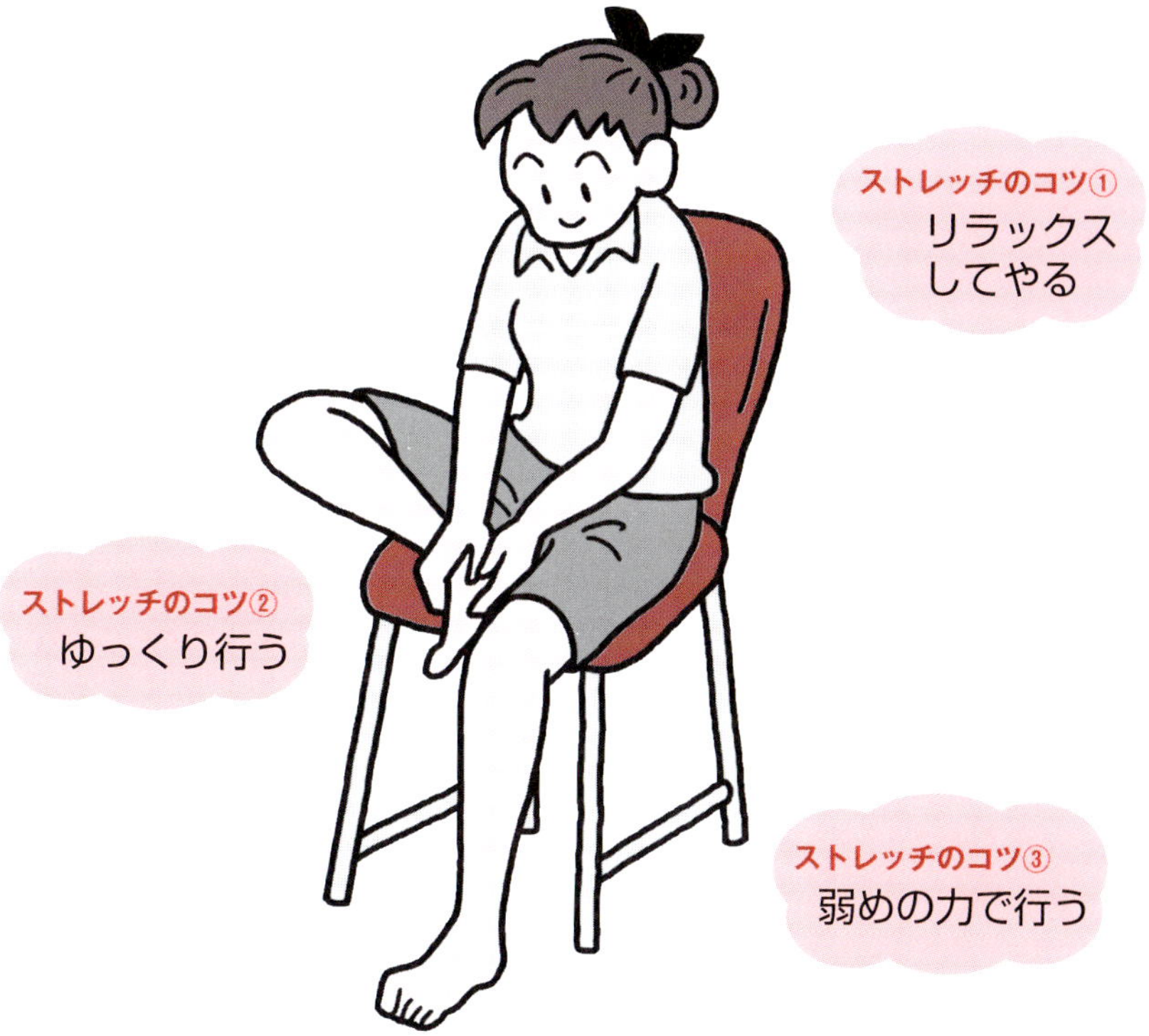
ストレッチのコツ①
リラックスしてやる
ストレッチのコツ②
ゆっくり行う
ストレッチのコツ③
弱めの力で行う

にしたいものです。

ポイント：歪みを解消するにはゆっくり、弱い力で行ったほうが効果的

2 インナーマッスルを鍛える

インナーマッスルは、最近、ようやく雑誌などでも取り上げられるようになってきました。インナーマッスルとは文字通り「内側の筋肉」。ただ、この筋肉は単に内側にあるだけでなく重要な働きを担っています。例えば、アウターマッスルの補助をしたり、からだのちょっとした姿勢の調整（反射）を行ったり。このインナーマッスルを鍛えることで、足は安定し動きもスムーズになっていきます。

しかし、インナーマッスルはあまり強くありませんから、アウターマッスルに比べて鍛えるのに時間が必要になります。

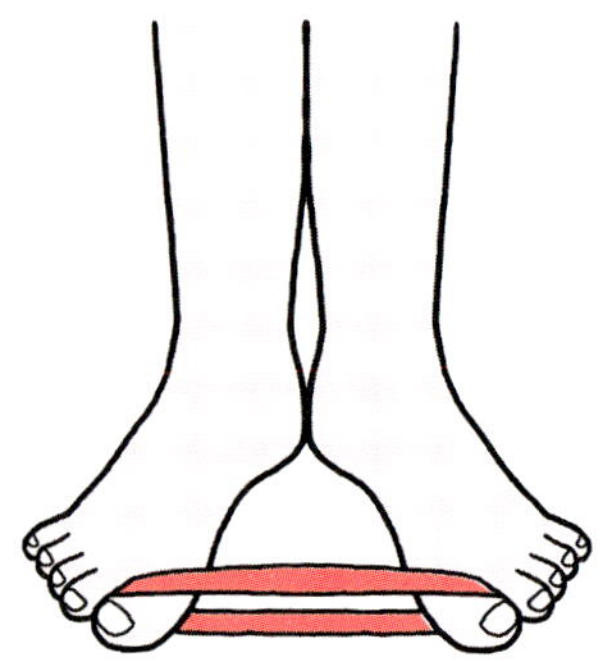

ゆっくり行うことで軽い負荷がかかり、インナーマッスルが鍛えられていく。

できれば2週間ほどゆっくり時間をかけて鍛えて欲しいと思います。また、弱い筋肉なので、この筋肉を鍛える時には、じっくりと弱い負荷をかけながら筋肉を動かしていくと、効果的に鍛えることができます。

ポイント：**インナーマッスルを鍛えるには、ゆっくり弱い負荷で行うのが効果的**

3 アウターマッスルを鍛える

からだの表面に近い部分にある筋肉をアウターマッスルといいます。アウターマッスルの役割はいくつかあり、強い力を発揮したり、関節の保護や衝撃の分散・吸収をしたり、外からの力に対してからだを守ったりすることもあります。

アウターマッスルを鍛える、と言っても、本書で皆さんに行ってもらうのは筋骨隆々になるためのものではありません。よほど、アスリートを目指すのでなければ、アウターマッスルの強化はほどほどで十分です。

感覚としては、軽く引き締まった感じが得られれば、筋力もアップしています。急なトレーニングは足にかかる負担を増やす原因になってしまいますから、無理をせずゆっくりと筋力アップを図るようにしてください。

ポイント：**筋肉をつけるのではなく、筋力アップを図る**

ストレッチを行う上での注意点

外反母趾や巻き爪を解消するためのストレッチを行う前に、いくつか注意事項があります。

より効果的に、そして安全にストレッチをしていただくために、ぜひ覚えておいていただきたいことばかりです。

1 ストレッチはいつ行うと効果的か

からだに対して、どういった目的で行うかによって決まります。

例えば、からだの成長やパフォーマンスをアップさせたいのであれば午前に行うのが良いですし、反対にからだを休めるために行うのであれば、お風呂上がりのお休み前がベスト。

外反母趾や巻き爪の改善が目的の場合には、お風呂上がりのお休み前が良いでしょう。

今回のストレッチは足の歪《ゆが》みを解消したり、緊張を緩和するマッサージなどを行うのですが、せっかく時間をかけて歪みや緊張を解消したりしても、すぐに立ち上がって動き回ったり、足に負担をかけてしまってはあまり意味がありません。そのため、お休み前に行うのが効果的です。

私の治療院では、関節に適度な荷重を与えて関節を引き締めるので、矯正後に立ち上がっても問題はありませんが、それをセルフストレッチとして自分で行うのは難しいです。

ストレッチは寝る準備を終えてから行い、終わり次第早めに就寝できれば、ストレッチ後の正しい状態が安定しやすくなるでしょう。

ポイント：**足のトラブルケアは、お休み前がお勧め**

2 痛みや違和感は禁物

マッサージやストレッチというのは、必ずしも強い力を加えなければいけないものではありません。どちらかというと、少し物足りないくらいでも十分な効果を期待することができるのです。マッサージなどは弱い力のほうが機能を高めることができ、負担のかかっている場所なら回復力を高めてくれるからです。

痛いくらいが丁度よい、と思っている方も少なくないと思いますが、痛いマッサージは機能を低下させたり、マッサージした部分の組織を壊してしまったりすることがあります。いわゆる〝揉み返し〟と呼ばれるものです。

今回紹介する方法を行ってみて、痛みを感じたり、違和感があるようでしたら、ほとんどの場合、力が強すぎるかやり方が間違っているかのどちらかです。無理をせずゆったりとした気持ちで取り組むようにしてください。

ポイント：マッサージやストレッチは少し物足りないくらいがベスト

3 痛みが取れても急にやめない

ストレッチはいつまで行うと良いのでしょうか。のど元過ぎれば、という言葉があります。人はつらい状態を経験しても、それが過去のことになると忘れてしまうようで、痛みが軽減してくると「治したい！」という思いが弱くなっていくようです。

一番肝心なのは治りかけの時。風邪などでもそうですが、治りかけの時に無理をすると、なかなか良くならないだけで

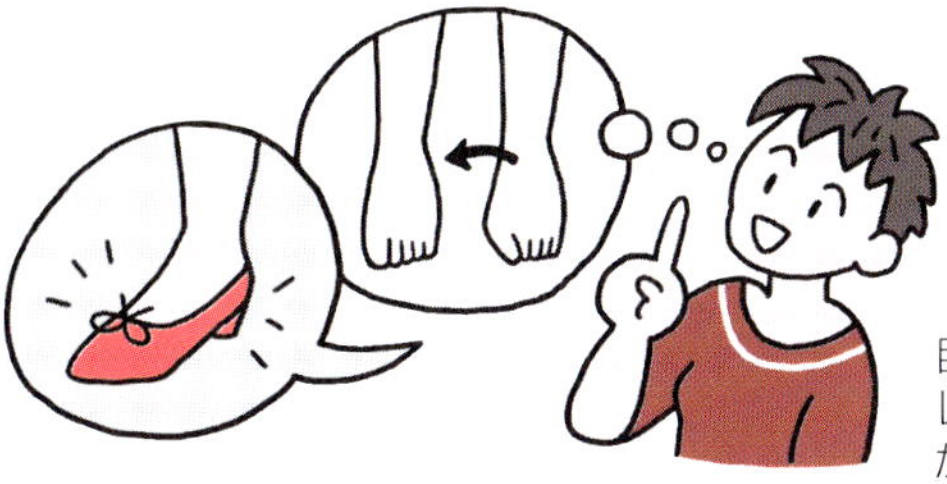

目標を立ててストレッチをすることが改善の第一歩。

なく、以前よりもひどくなってしまう事もあります。足のトラブルの解消も同じです。痛みが緩和してきたり、形が改善してきたりすると、つい気が緩みがちになります。ですが、ここが本当の踏ん張りどころなのです。

どこまでよくなりたいか目標を立てる

ストレッチを行う際には、ここまで良くしたい、という目標を立てます。外反母趾ならどの角度まで良くしたいとか、痛いならつま先立ちをしても痛みを感じないようにしたいなど、できるだけ実現可能で具体的な目標を立てましょう。

ストレッチを行うと、足の形状や症状が次第に改善していきます。続けていくうちに、改善が止まるときがありますが、そこから更に2週間ストレッチを続けてください。そして、状態が改善されるようであれば目標を立て直しましょう。

これ以上の解消が見込めない場合は、更にあと1か月間ストレッチを継続して行ってください。あと1か月間ストレッチを行うことで、足に正しい状態をしっかりと覚えさせることができ、再発を防ぐことができます。

ポイント：症状が改善してからも、少なくとも1か月間はストレッチを続けたほうが良い状態が安定しやすい

4　3か月行っても症状が緩和しないときは専門家に相談を

本書で紹介しているストレッチは、私の治療院や多くのストレッチ講座で行われている効果的な矯正ストレッチの集大成です。きっと効果を実感していただけ

ると思いますが、残念なことに１００％の方に満足してもらえるとは限りません。

今までの私の経験では、次のような方はストレッチ効果が十分に期待できない可能性があり、早めに専門家に診てもらったほうが良いと思います。

●3か月行っても症状が緩和しない

ストレッチを行っても症状の緩和が見込めない方は、一定以上、症状が進行していることが少なくありません。

だらだらとストレッチを続けても改善が難しいので、ある程度のところで見切りを付けて専門家の手を借りても良いと思います。適切な治療を早めに受けることで、少しでも早く苦痛から解放されたほうが良いからです。

●ストレッチのやり方がよく分からない

もともとからだを動かすのが苦手な方もいるでしょう。私もストレッチの指導を長年行っていますが、手取り足取り指導してもなかなか正しいストレッチができない方がいるのです。本書はなるべく細かな動きが分かるように配慮していますが、それでも分からない場合もあるでしょう。

いまひとつ、どう行ったら良いか分からないストレッチが多いと感じた場合には、専門家に診てもらったほうが無難でしょう。

●行っていると痛みがひどくなる

痛みがひどくなる原因には2つのケースが考えられます。1つは早く良くなろうとストレッチをがんばりすぎているケース。もう1つはストレッチでは良くならないレベルまで進行してしまっているケースです。どちらのケースに当てはまるかを見極めるためには、ストレッチの回数を見てみるのが一番。

ストレッチを行う上で守りたいこと

①行う時間帯を守る。
②痛みや違和感を感じたら、やり方を見直す。
③痛みがなくなっても、急にやめない。
④目標を立てる。
⑤3か月やってもよくならなければ専門家に相談する。

本書の指示よりも多い場合はがんばりすぎですので、ストレッチの回数やその内容を減らします。そうでない場合は、ストレッチでは改善しにくい状態かもしれません。早めに専門家に診てもらうようにしましょう。

●本書を最初から読まずにストレッチを始めた方

ストレッチを効果的に行う際には、事前にある程度の知識が必要です。そのために、ストレッチの前半に理論的な説明や注意事項などをお話しました。

ところが、最近では少し効果を急ぎすぎる傾向がみられ、注意事項も読まずにいきなりストレッチを始める方が増えてきました。

外反母趾や巻き爪はその痛い部分だけに問題があるのではなく、複数の歪みが同時に起こっているのです。改善を急ぐのも分かりますが、どうして足にトラブルが起きてしまったかについて、ある程度理解してからストレッチを始めたほうがより効果的に行えます。

●ストレッチが向いていない方

次のようなケースの場合は本書のストレッチでは改善が困難です。専門家に相談し、適切な治療を受けるようにしてください。

・ＨＶ角（↓34ページ）が40°以上のもの
・ＩＭ角（↓36ページ）が20°以上のもの
・リウマチなどの病気による変形
・患部が赤く腫れていたり熱を持っていたりするもの
・親指を自分で反らすことができず、反らすと痛みがあるもの

ポイント：**多くの方はストレッチだけで改善するが、改善しない場合は専門家に相談を**

column

ヒールの高さが低すぎても痛みの原因になる

ヒールは高くても低くてもトラブルが起きる可能性が

ヒールが高いと外反母趾や巻き爪の原因になることは、多くの方がご存知の事と思います。そこで、足にトラブルが起きると、ぺたんこ靴に履き替える人がいるのですが、実はこのぺたんこ靴も足のトラブルを引き起こす原因になる可能性があります。

通常の靴は踵部が少し高めに作られ、靴の中に軽い傾斜が設けられています。ヒールの高い靴はこの傾斜が急で、その結果、つま先のほうに負担がかかり足のトラブルを起こします。だから、つま先にかかる荷重を最小限にするためにぺたんこ靴を履いたほうが良いという考えです。しかし、足はそんな単純なものではありません。

本来、人の足というのはつま先を立てると足は少し内返しになり、つま先を伸ばすと外返しになります。ところが、長くヒールを履いていた人がつま先を立てると、より外返しになってしまいます。これが扁平足《へんぺいそく》をつくり、足のトラブルを更にひどくする原因となるのです。

トラブルがあるならヒールの高さは身長の1.5%程度に

足にトラブルがあるのであれば、靴のヒールの高さは身長の1.5%程度に留めること。この高さにすると扁平足予防になりますし、つま先にかかる荷重を減らすこともできます。できれば外履だけでなく内履も用意して、普段から足の荷重移動や外返し対策を行って欲しいと思います。

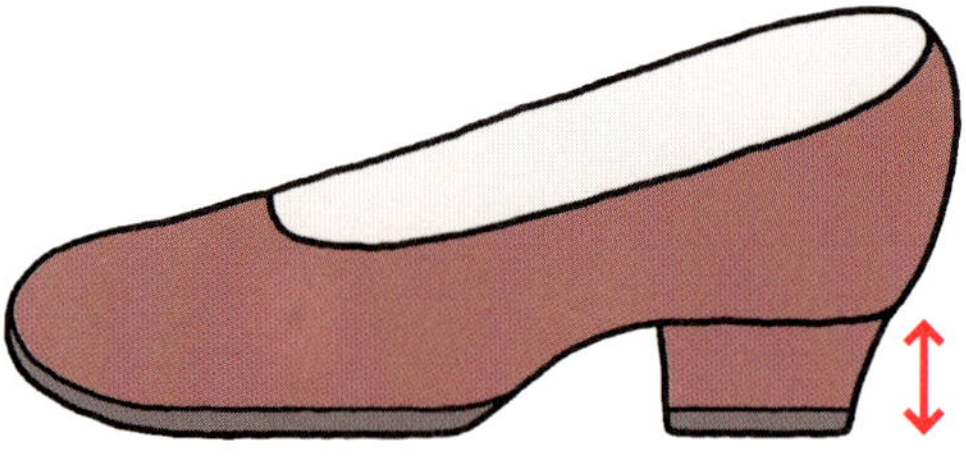

踵の高さは身長の1.5%程度を目安に（例えば身長が160㎝なら、踵の高さは2.4㎝）。

第四章

簡単! 手軽!
フットケア
ストレッチ

足の緊張を取りのぞくマッサージ

足の負担を取りのぞいて症状を和らげる

足には様々な働きがあります。からだを支えたり運動の衝撃を吸収したり、歩行などの原動力を生んだりもします。こういった重い負担を受け続けていますから、一旦、問題が起きると進行しやすくなります。外反母趾や巻き爪も同様です。足の負担を減らさないと、良くなるどころか進行してしまうと考えられるのです。そこで、足の緊張を取りのぞき、足の負担を軽減させるマッサージを紹介します。

マッサージは痛みを感じない力加減で

今回のマッサージでは①～⑥（→63～71ページ）が足全体の緊張緩和のマッサージで、⑦～⑩（→72～76ページ）が症状緩和のためのマッサージとなっています。最初の頃は、緊張緩和のマッサージを全て行ってください。続けていますと足に疲労感が溜まりにくくなりますから、次第に疲労が溜まりやすい部位（腫れぼったく感じたり、軽く押すと痛気持ちいい場所）を重点的に行うようにしていきます。

⑦～⑩については、足の形状や痛みなどの症状に合わせてマッサージを選択して行います。行っていくうちに症状などが緩和していきますから、行う時間を短く加減していくと良いでしょう。

マッサージ全体にいえることですが、行っていて痛みを感じるのは良くありません。行っていて〝これで効果があるのかしら〟程度の力加減で行うようにしてください。弱いマッサージは興奮した神経を鎮める働きがあるのです。

01

足の裏のマッサージ

効　果

- 足の裏の腫れぼったさを解消する
- 土踏まずの形成を助ける
- 中足骨《ちゅうそくこつ》（→15ページ）の歪《ゆが》みを解消しやすくする

1

椅子に座り、右足を座面に乗せてあぐらをかくようにする。

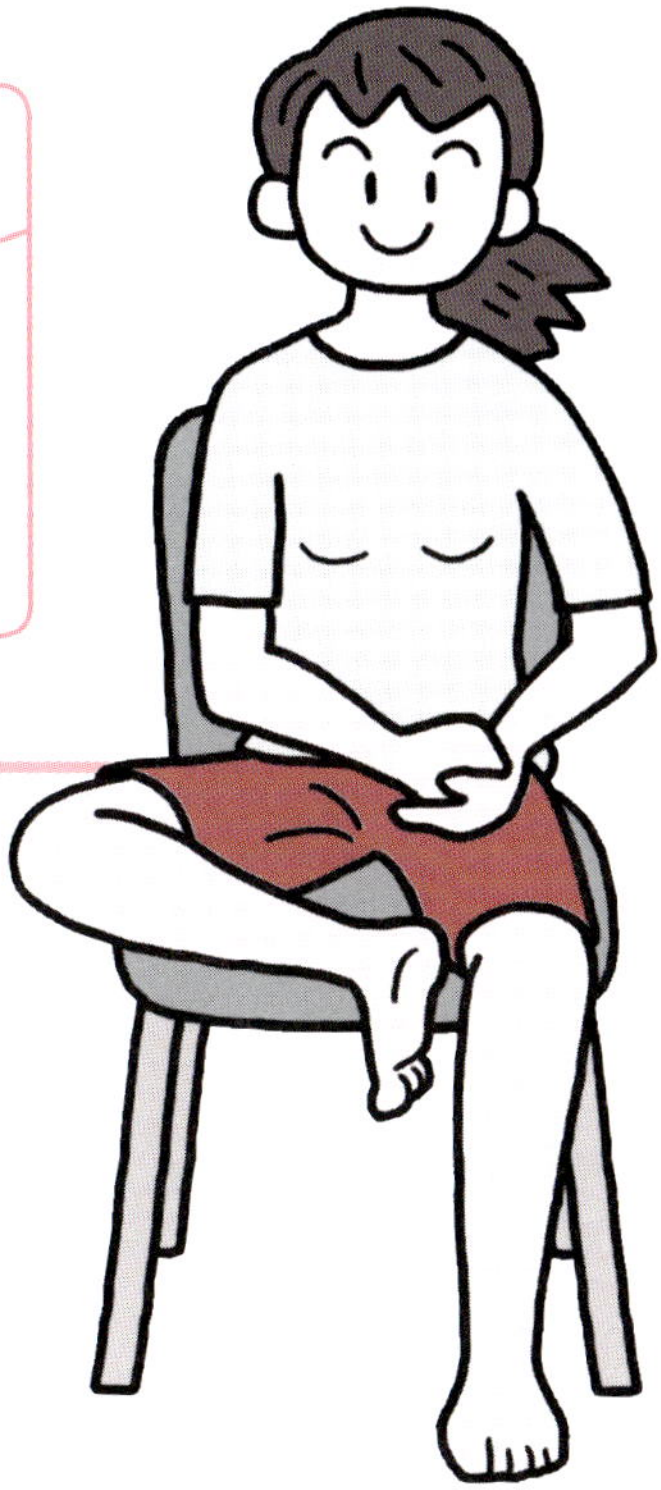

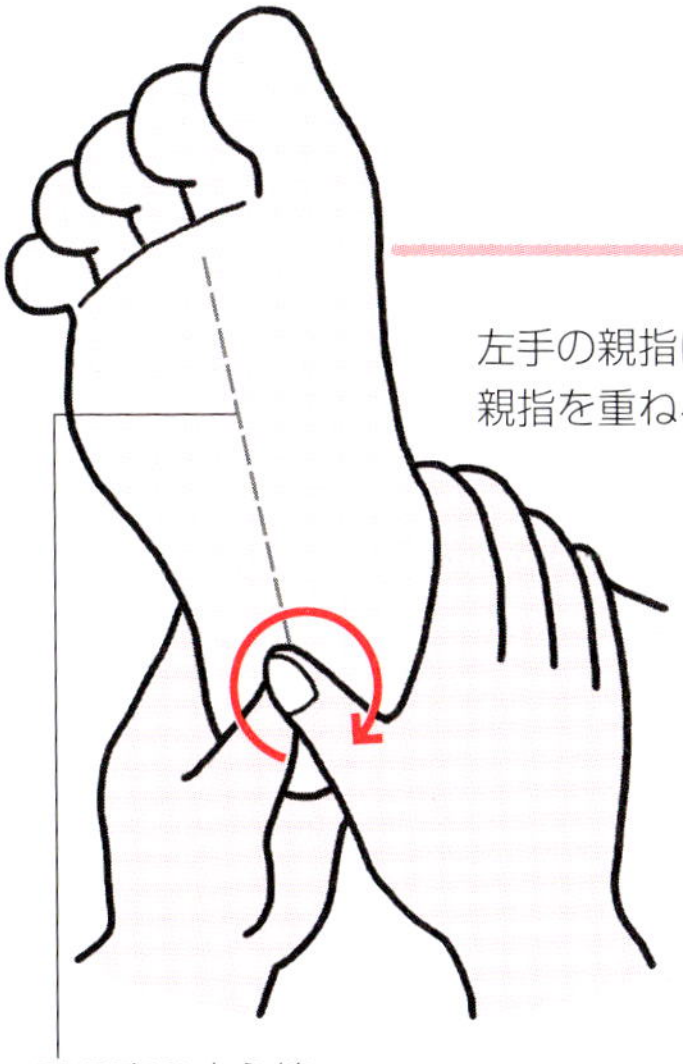
左手の親指に右手の親指を重ねる
足の裏の中心線

2

足の裏の中心線上にある踵《かかと》の真ん中に、両手の親指を重ねる。この状態で、円を描くように5回揉みこむ。

ここがポイント

踵からひとさし指を結ぶ線が足の裏の中心線。

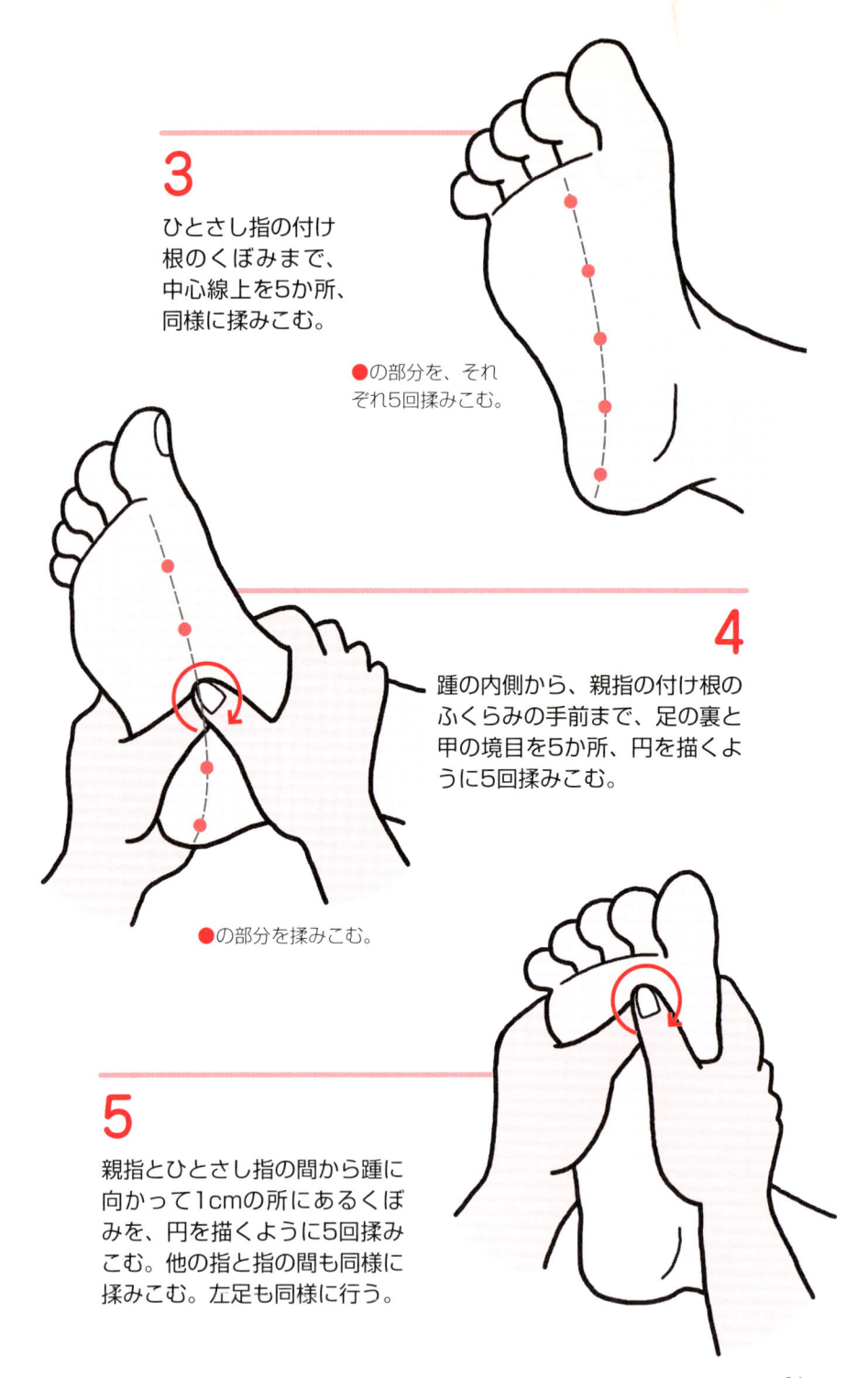

3

ひとさし指の付け
根のくぼみまで、
中心線上を5か所、
同様に揉みこむ。

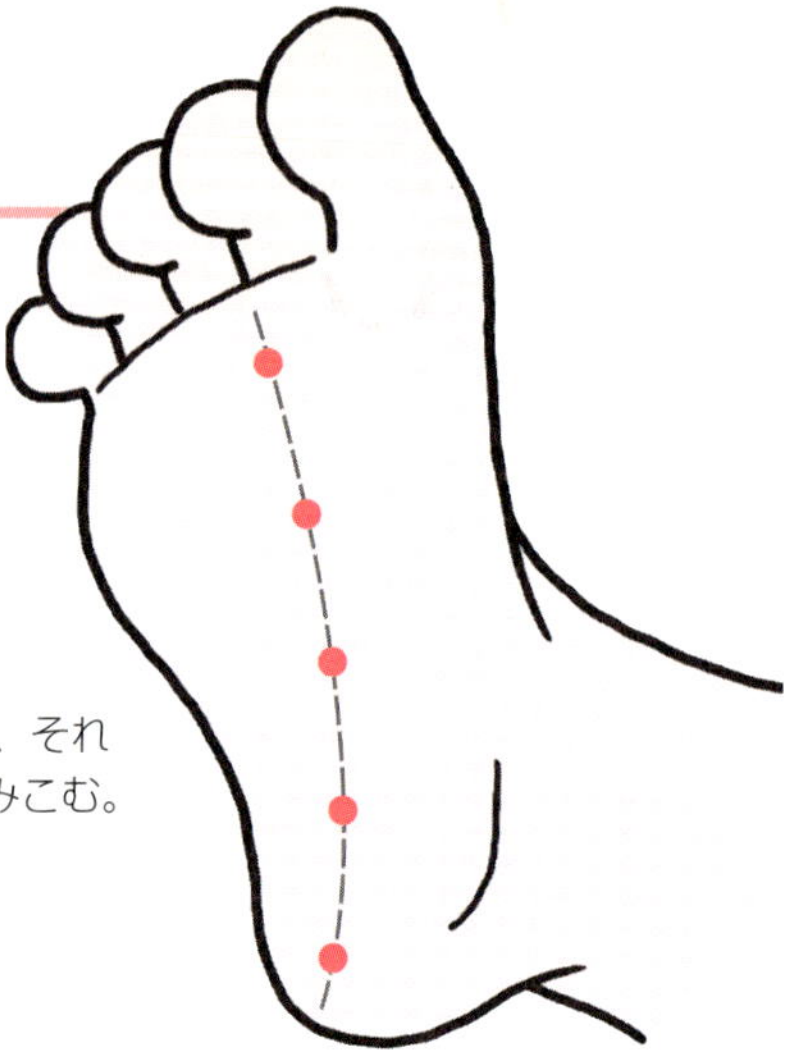

●の部分を、それぞれ5回揉みこむ。

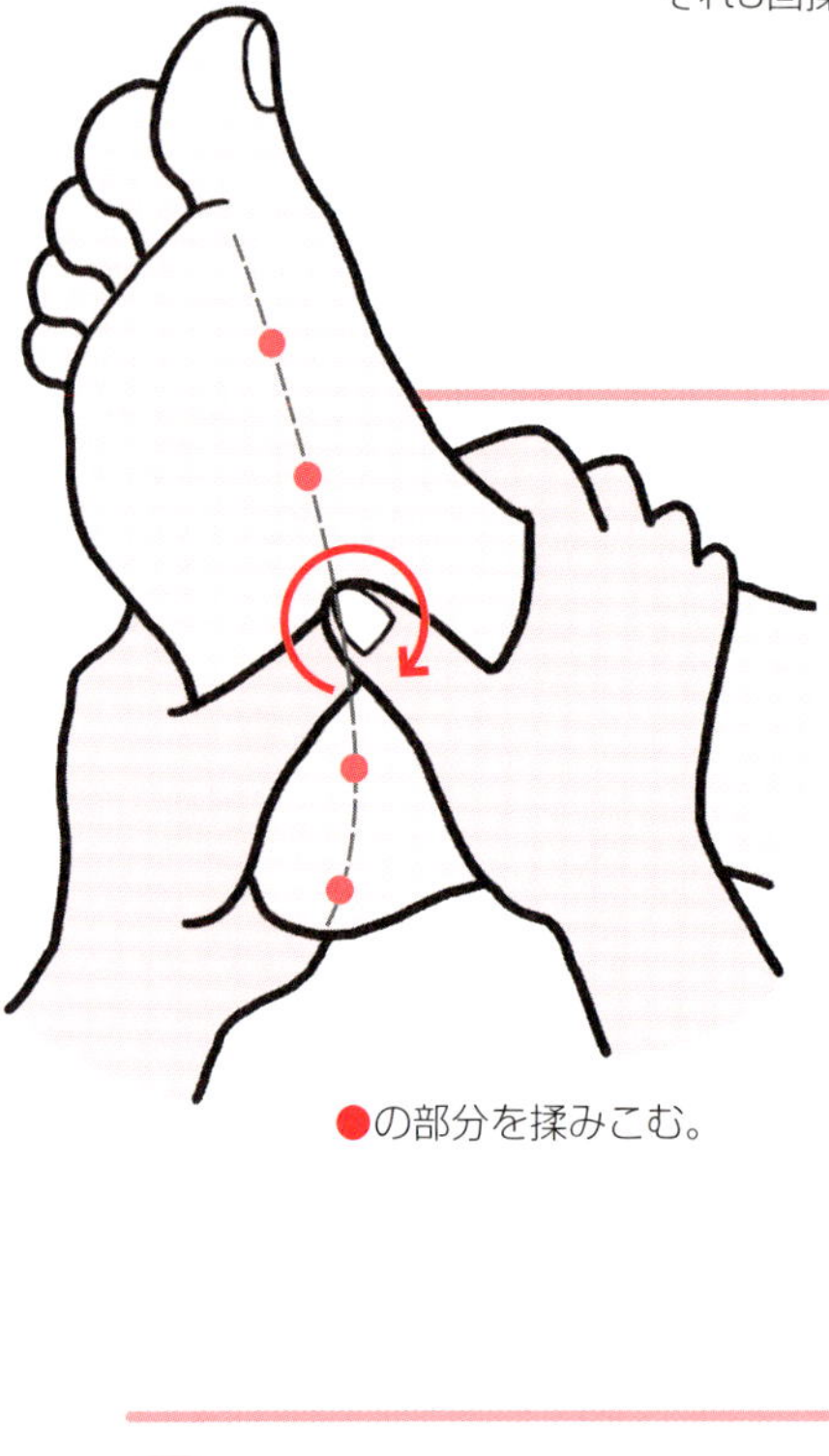

●の部分を揉みこむ。

4

踵の内側から、親指の付け根のふくらみの手前まで、足の裏と甲の境目を5か所、円を描くように5回揉みこむ。

5

親指とひとさし指の間から踵に向かって1cmの所にあるくぼみを、円を描くように5回揉みこむ。他の指と指の間も同様に揉みこむ。左足も同様に行う。

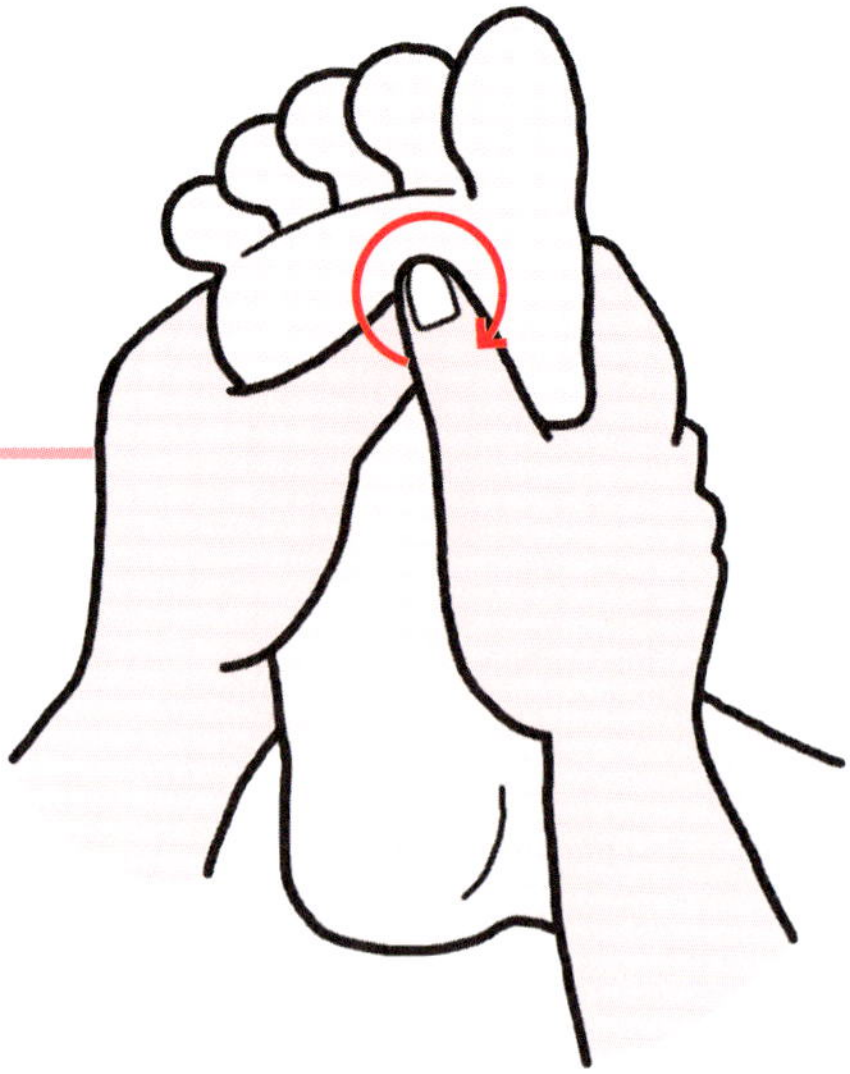

02

足の甲のマッサージ

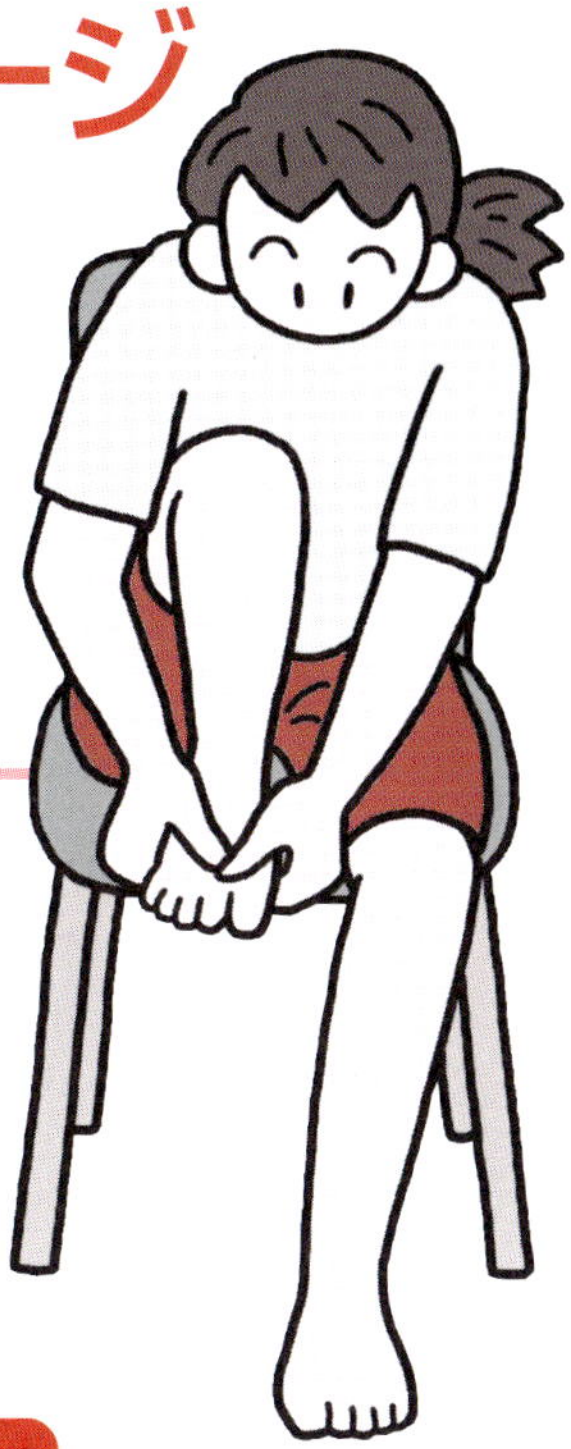

効　果

- ●甲高の解消を促す
- ●足のむくみを解消する

1

椅子に座り、右足を椅子の座面に乗せて膝を立てる。両手の親指を重ねて、親指とひとさし指の間のライン（腱と腱の間）を指の付け根から3か所、円を描くように揉みこむ。これを5回行う。同様に他の腱と腱の間も各3か所揉みこむ。

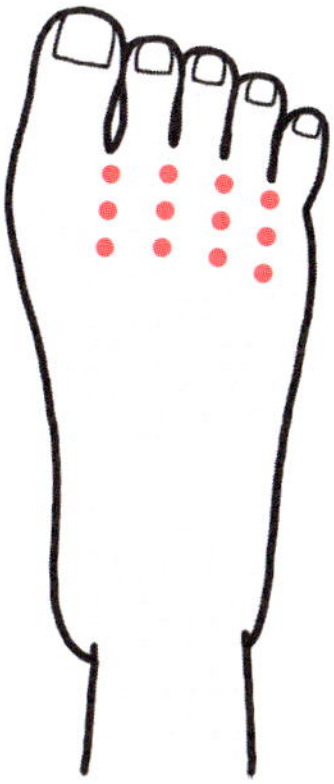

●の部分を揉みこむ。

ここがポイント

腱と腱の間を揉み込むようにします。

2

足の甲全体に右の手のひらを密着させ、足の甲の皮膚を手前にずらすようにゆっくりと5回引き寄せる。左足も同様に行う。

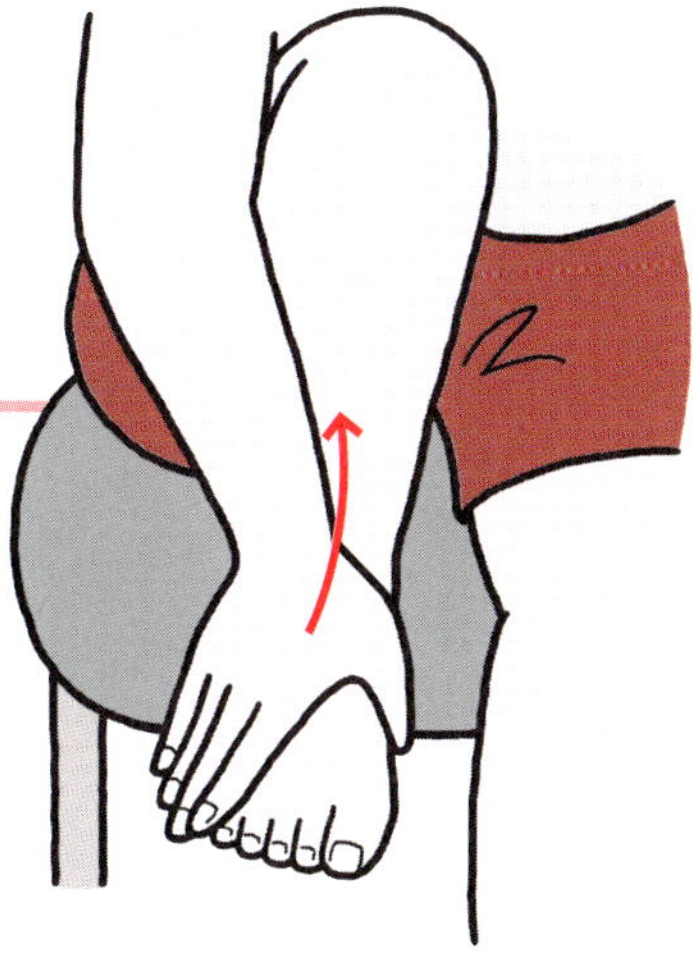

03

指の付け根のマッサージ

効　果

- 足の指の動きを滑らかにする

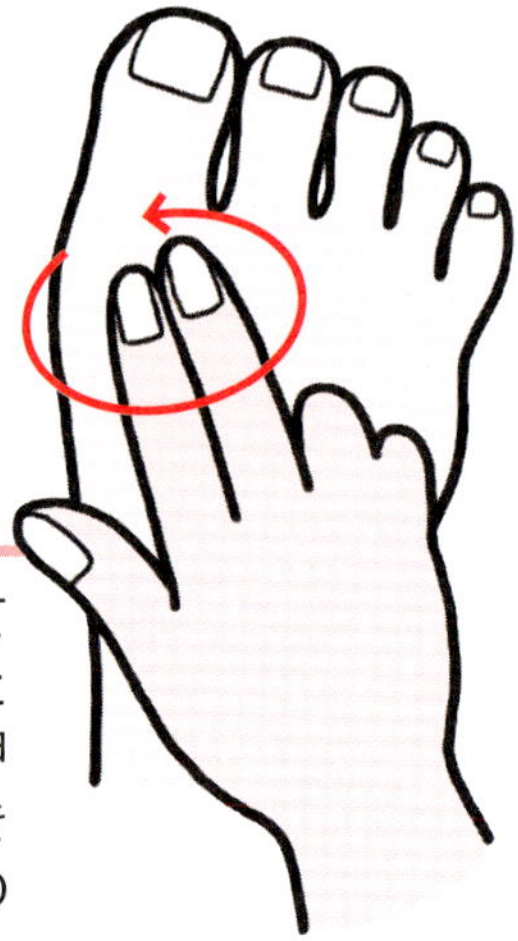

1　椅子に座り、右足を椅子の座面に乗せて膝を立てる（→P65-1図）。右手のひとさし指と中指を揃えて親指の付け根の甲側にあて、皮膚をずらすように円を描きながら軽めに5回揉みこむ。親指以外の指の付け根も同様に行う。

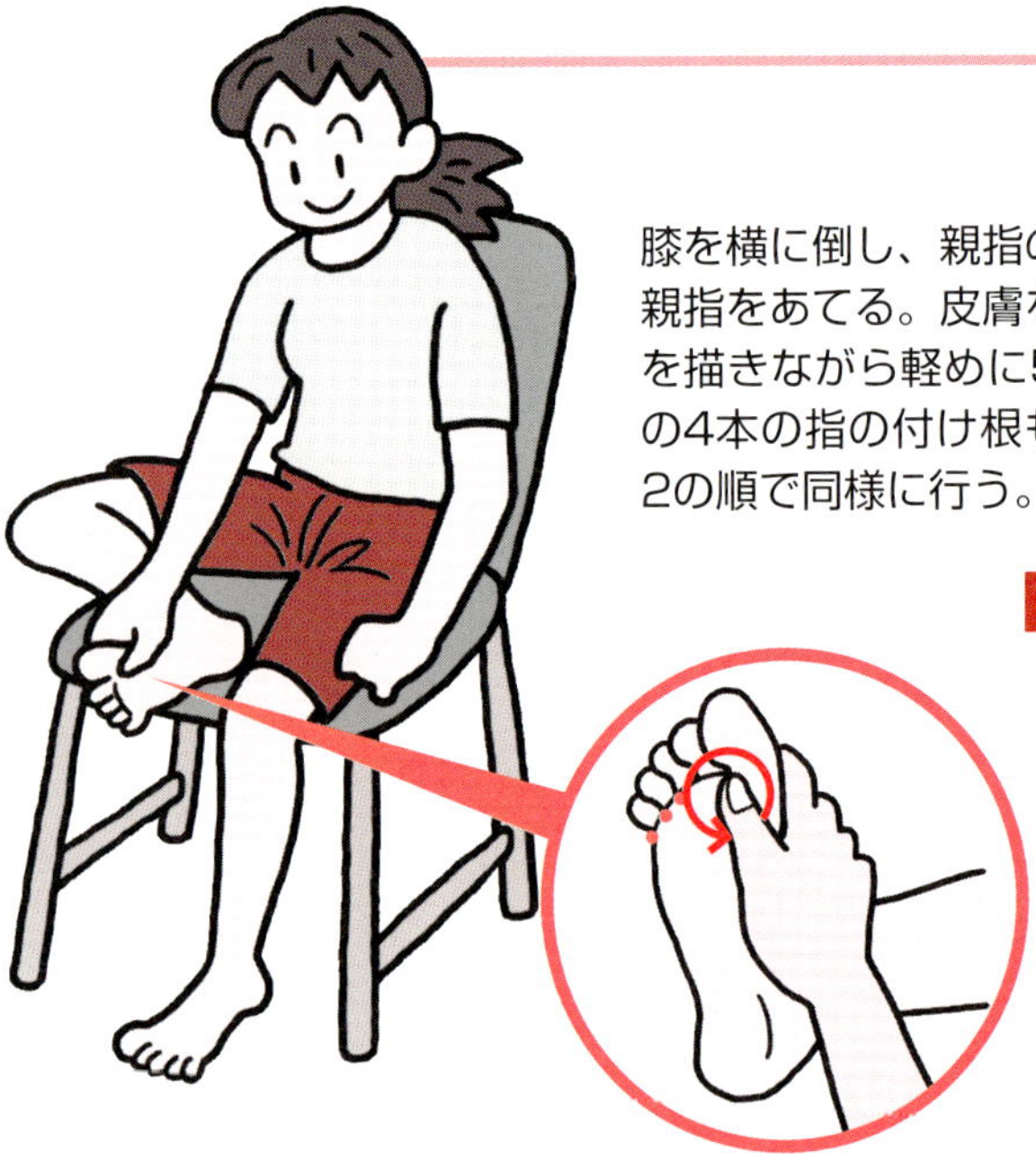

2　膝を横に倒し、親指の付け根の裏側に右手の親指をあてる。皮膚をずらすような感じに円を描きながら軽めに5回揉みこむ。親指以外の4本の指の付け根も同様に行う。左足も1、2の順で同様に行う。

ここがポイント

実際に指を曲げ伸ばししてみましょう。思っているよりも指の付け根は踵《かかと》寄りにあります。

04 足首周囲のマッサージ

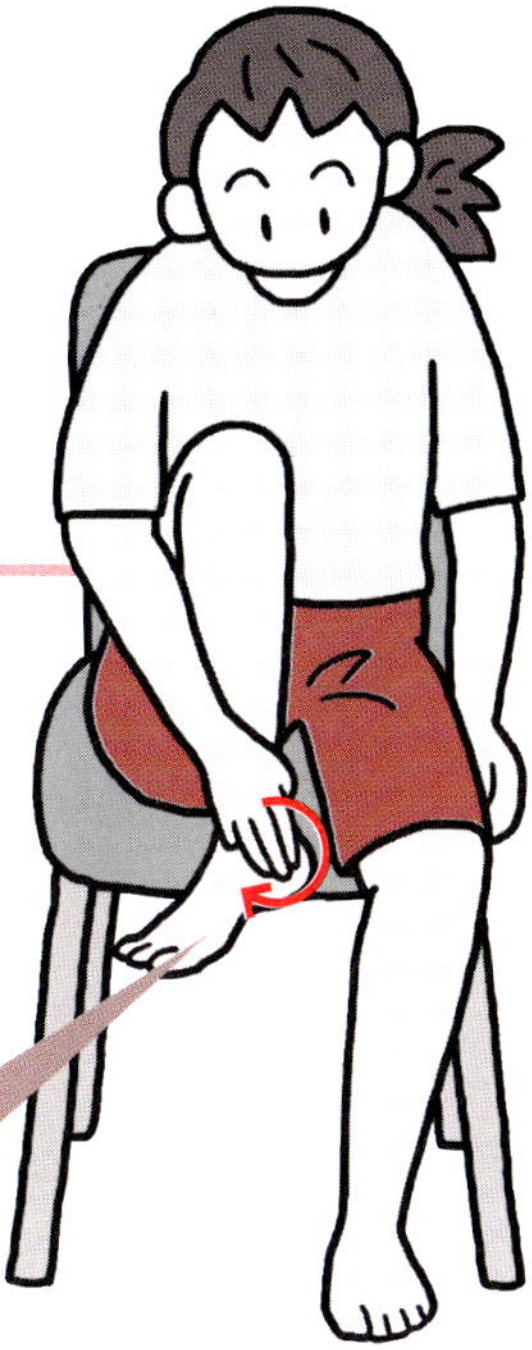

効　果

- 足首のだるさを解消する
- 足首のたるみを解消して引き締める

1

椅子に座り、右足を椅子の座面に乗せて膝を立てる。右手のひとさし指と中指、薬指を揃えて内くるぶしの後ろにあて、皮膚を上にずらすような感じに円を描きながら軽めに5回揉みこむ。内くるぶしの下と前も同様に。外くるぶしも同様に行う。

ここがポイント

内・外くるぶしの下と前部分は特に負担の大きな場所なので、より念入りに。

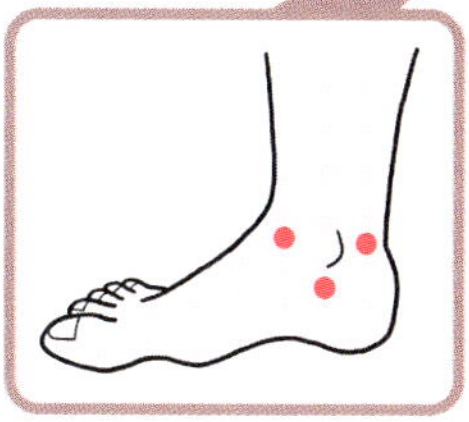

●部分が揉みこむ部分。外くるぶしも、後ろ、下、前の順に揉みこむ。

2

両手のひとさし指、中指、薬指を重ねて足首の前にあて、皮膚を上にずらすようにゆっくりと5回引き上げる。左足も1、2の順で同様に行う。

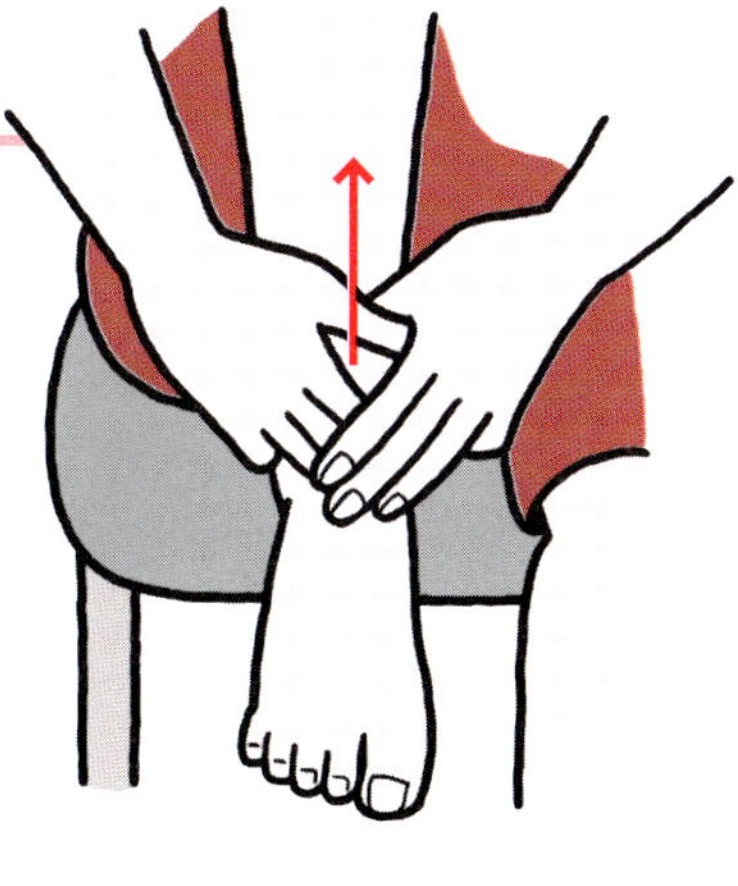

05

アキレス腱周囲のマッサージ

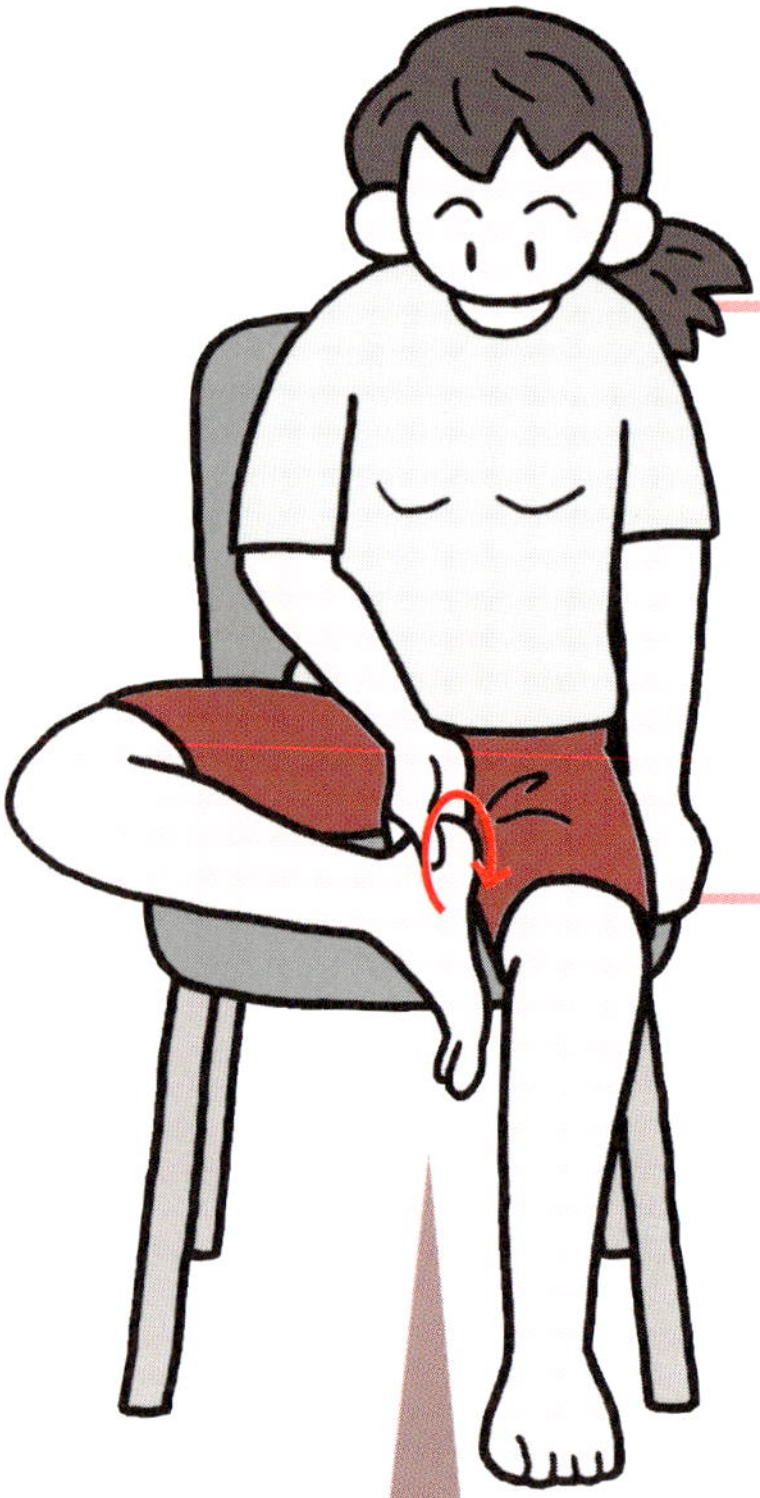

1

椅子に座り、右足を椅子の座面に乗せ、あぐらをかくようにする(→P63-1図)。

2

右手の親指を踵《かかと》の内側、残り4本の指を踵の外側にあてる。踵を指の腹全体で軽くつまむように押さえ、皮膚を手前にずらすように円を描きながら軽めに5回揉みこむ。これを3か所行う。

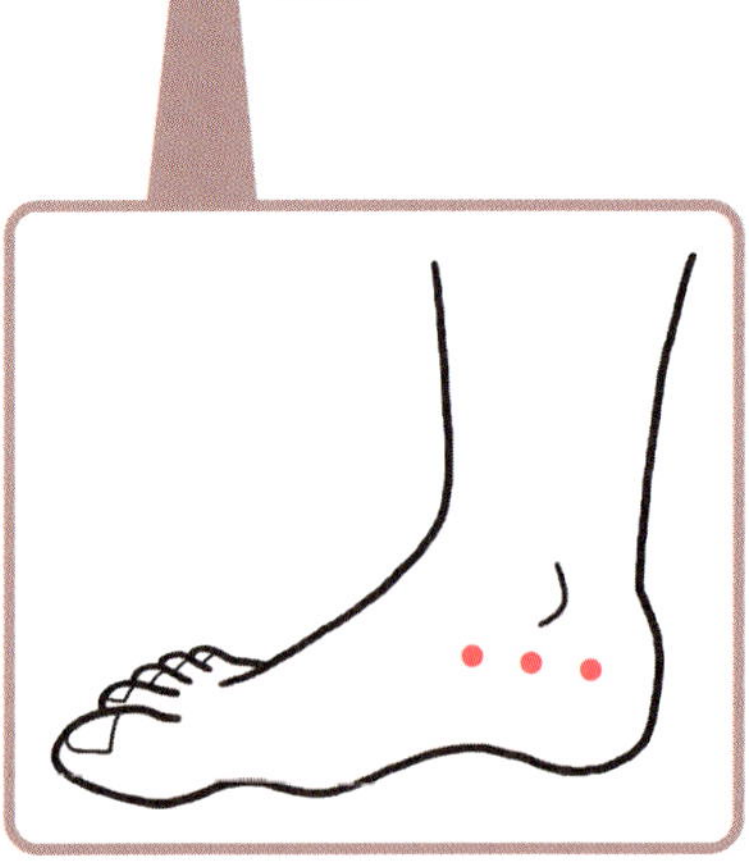

●の部分を軽めに揉みこむ。

3

アキレス腱の付け根の内側に右手の親指、外側に親指以外の指をあて、皮膚を手前にずらすように円を描きながら軽めに5回揉みこむ。これを3か所行う。

左足も1〜3を同様に行う。

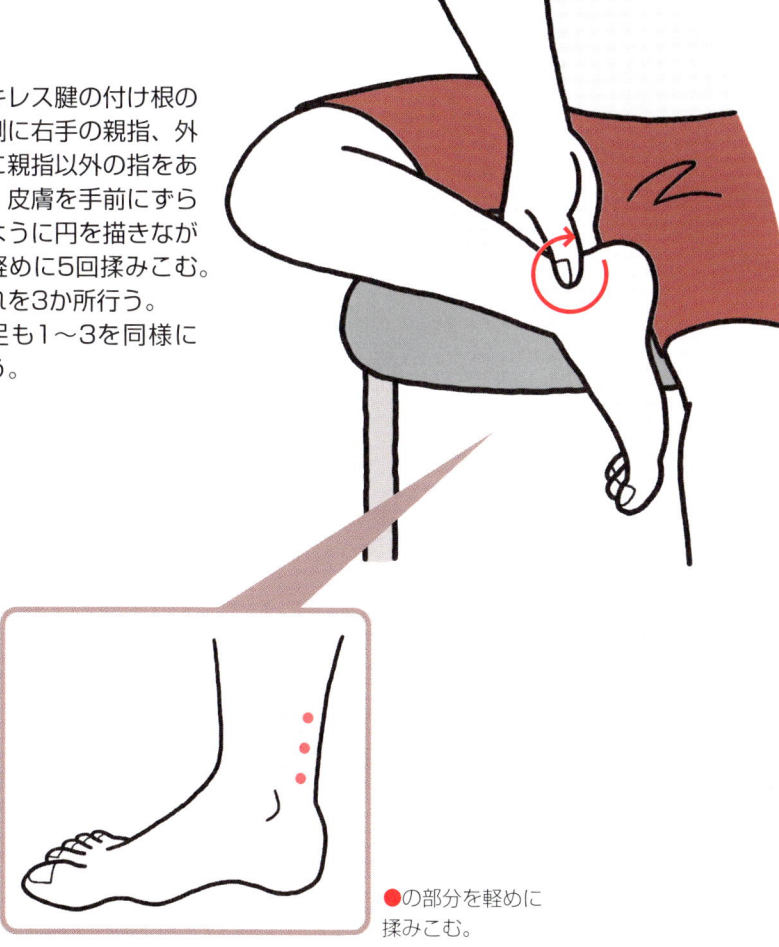

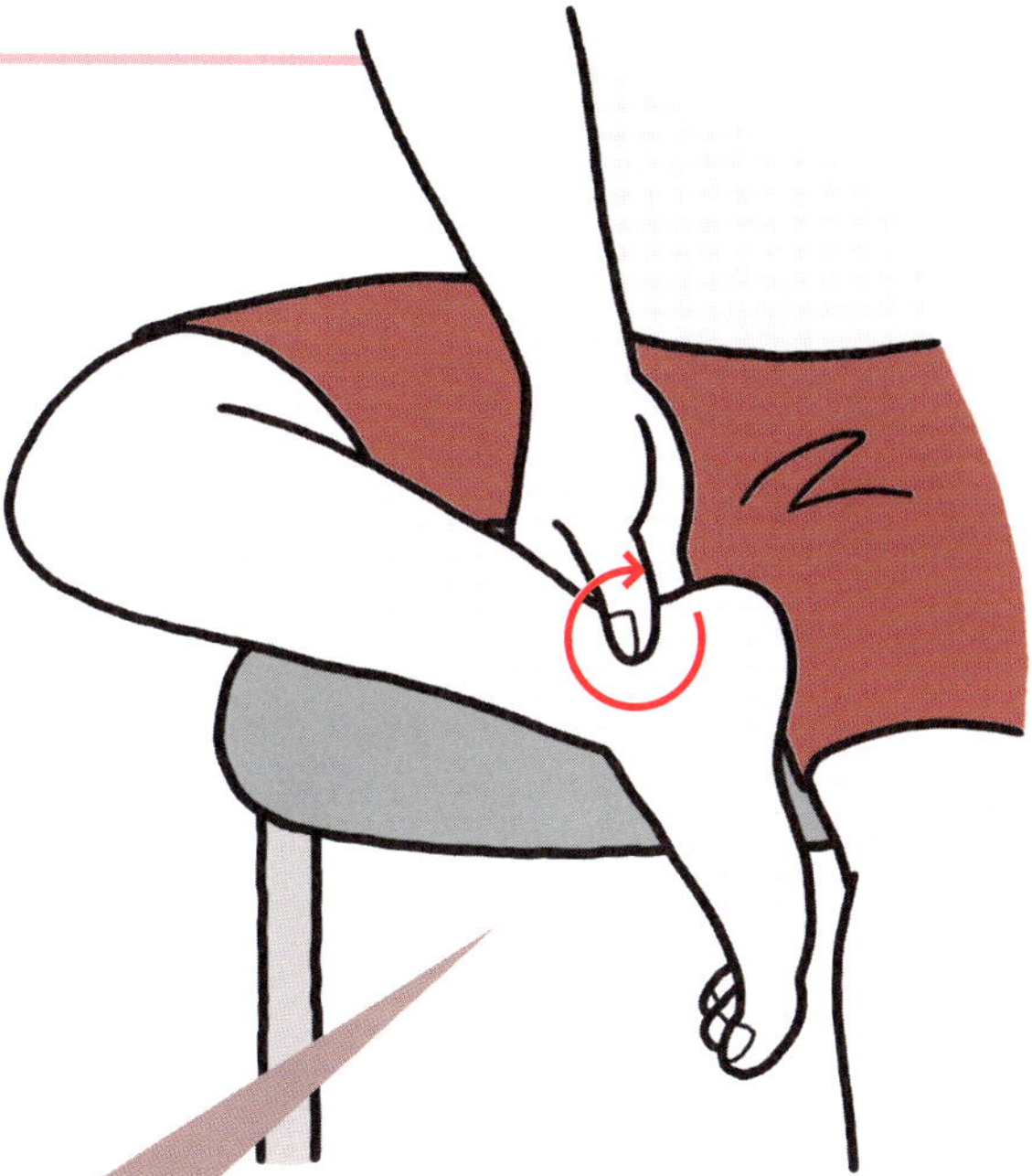

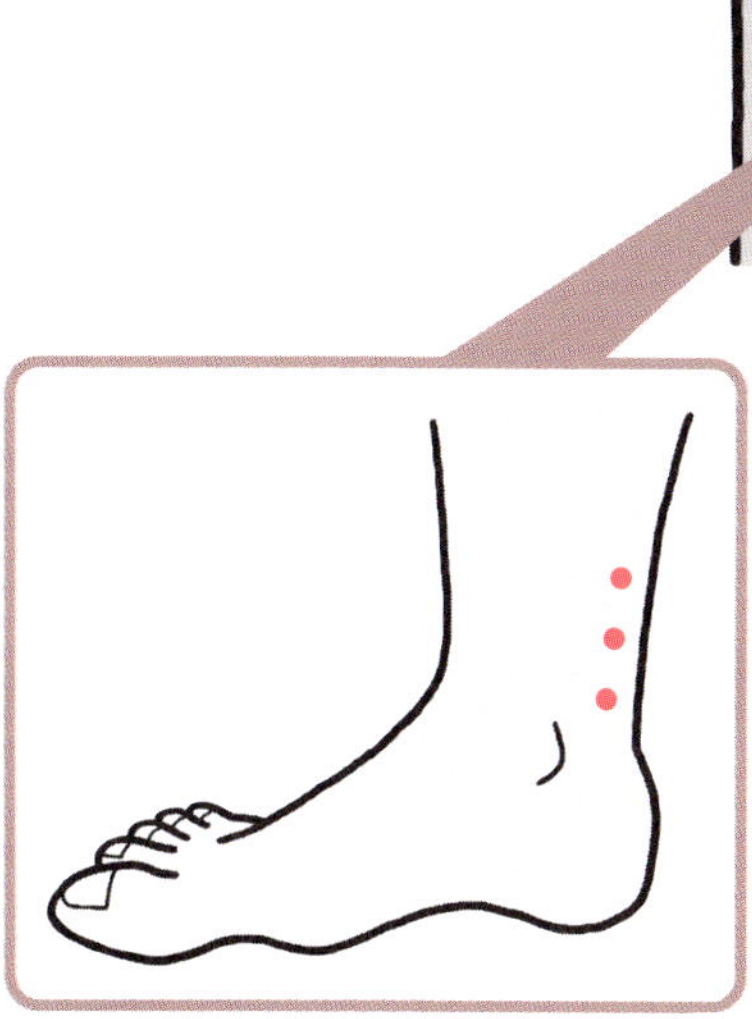

●の部分を軽めに揉みこむ。

ここがポイント

アキレス腱がついている踵の骨周辺も丁寧に行います。

効　果

- 足首を安定させ、足にかかる荷重を分散させやすくする
- 足首を細くする

06

ふくらはぎのマッサージ

効　果

●外反母趾や巻き爪になるとふくらはぎが張りやすくなり、それが症状をひどくする。このマッサージで悪循環を断ち切る。

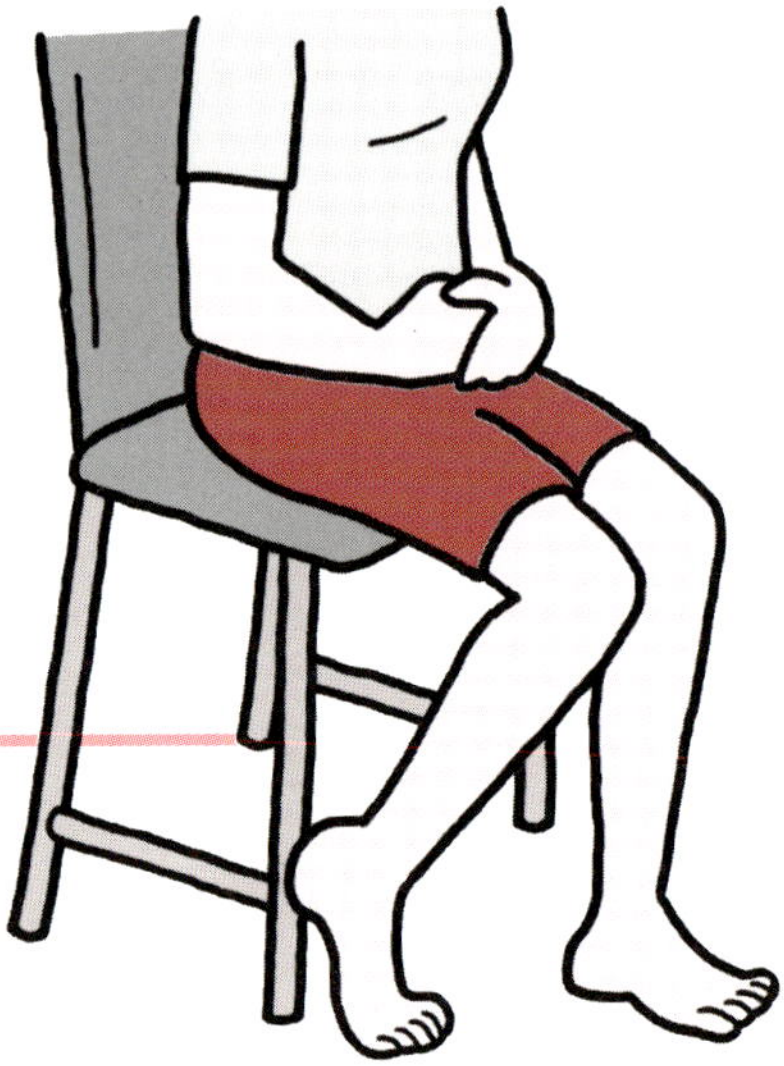

1　椅子に座り、右足を軽く引き、つま先を立てる。踵《かかと》は椅子の脚部分にあてる。

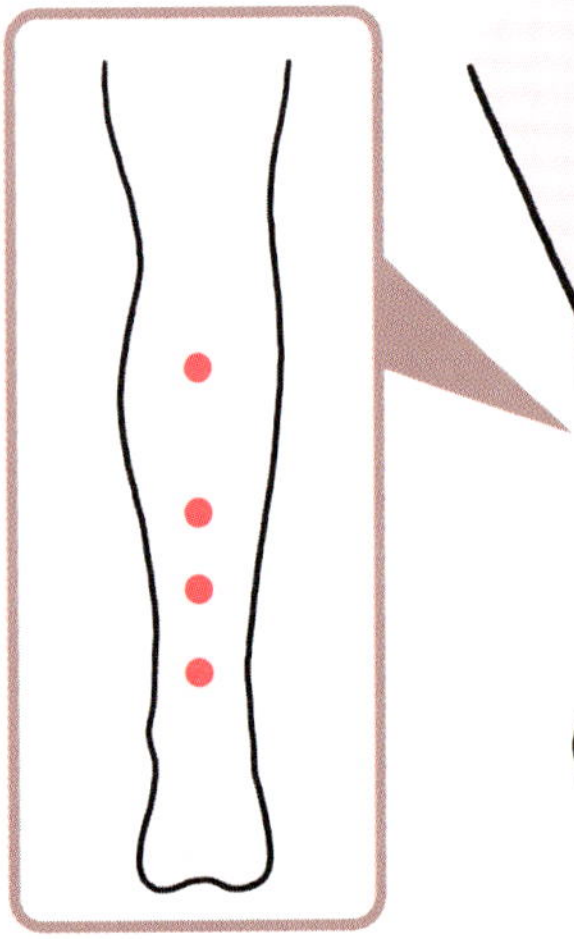

●の部分をそれぞれ5回押さえる。

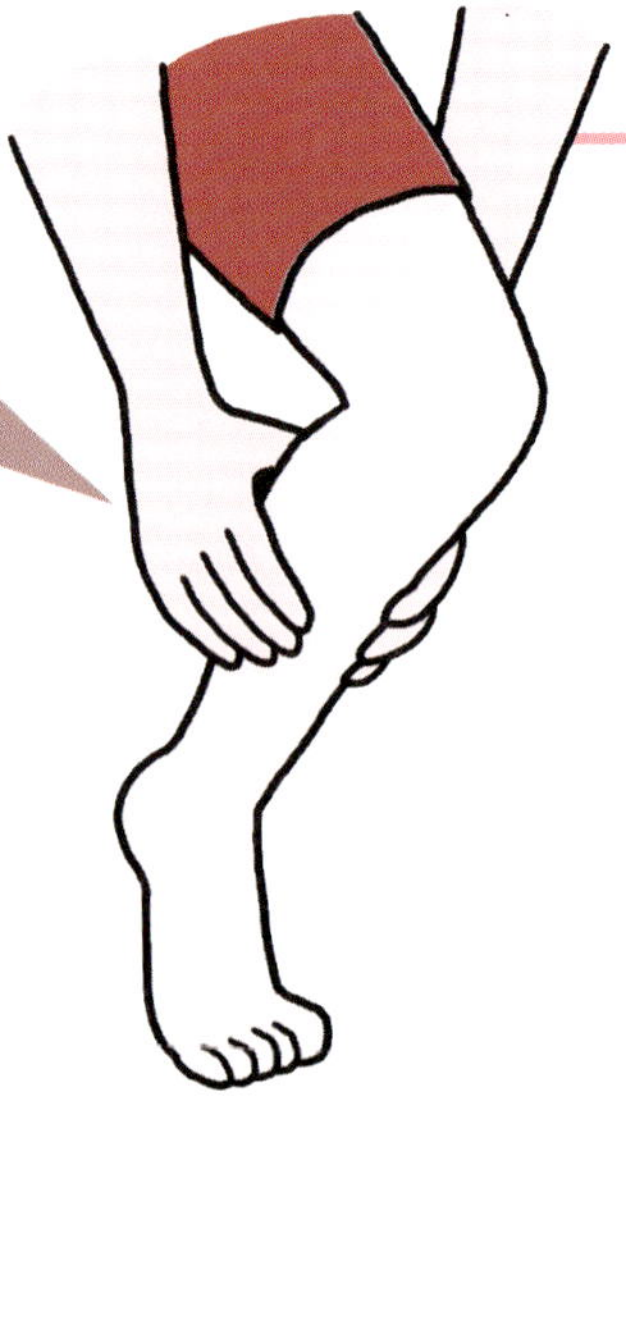

2　両手の親指を揃えてふくらはぎの中央を押さえ、残りの指はふくらはぎの両側に添える。親指でゆっくりとふくらはぎを5回押さえる。この時、残りの指に力が入らないように注意する。これを4か所行う。

3 手のひらのふくらみの部分でふくらはぎを両側から挟む。ふくらはぎの皮膚を手前にずらすような感じに円を描きながら軽めに5回揉みこむ。これを3か所行う。
1～3を左足も同様に行う。

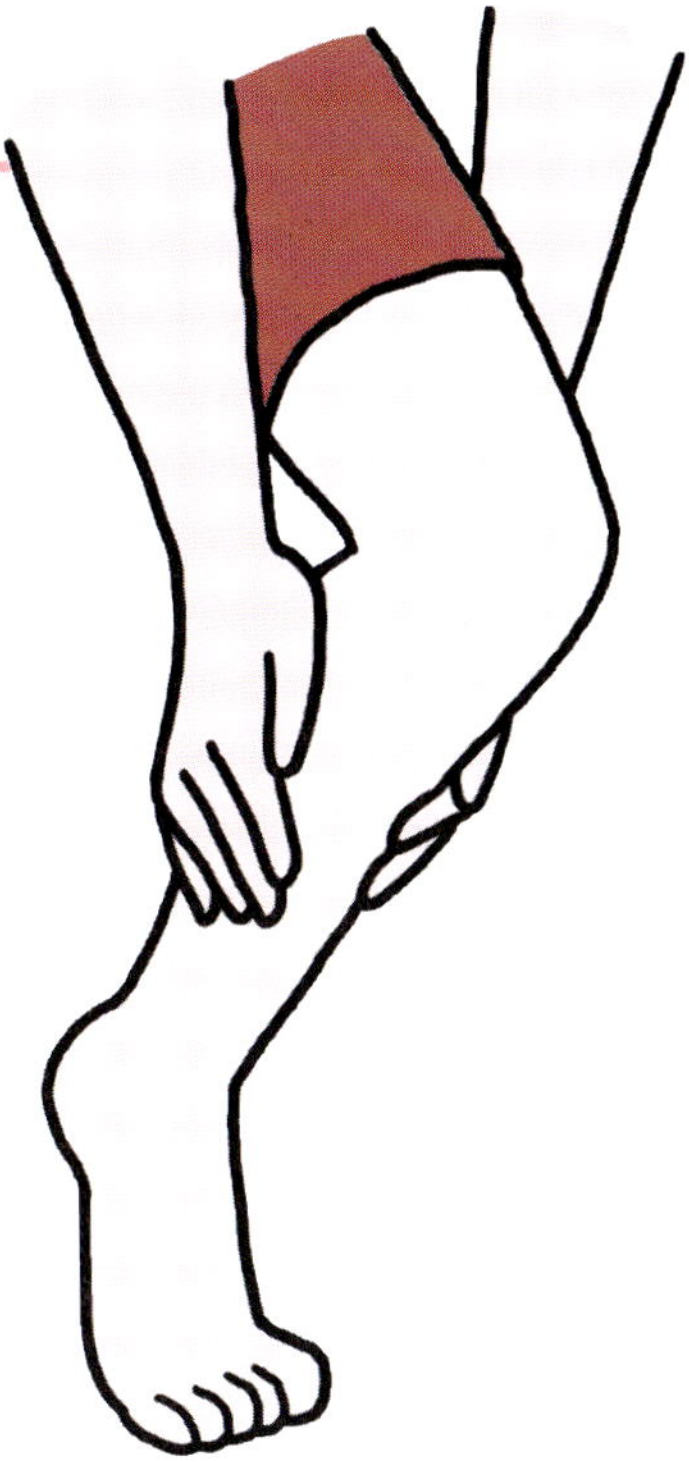

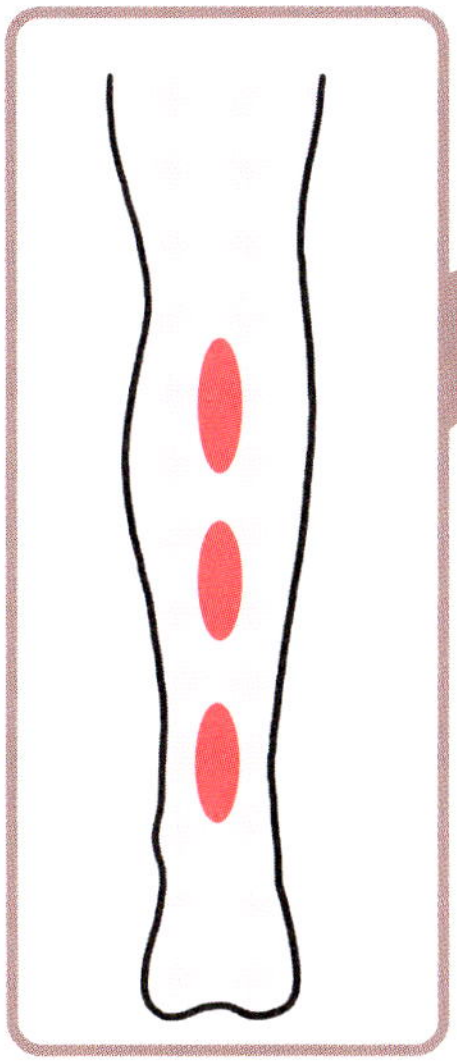

●の部分をそれぞれ5回揉みこむ。

ここがポイント

膝下には骨が2本あります。この骨の間をマッサージするように意識して揉みこむと効果的。

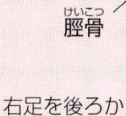

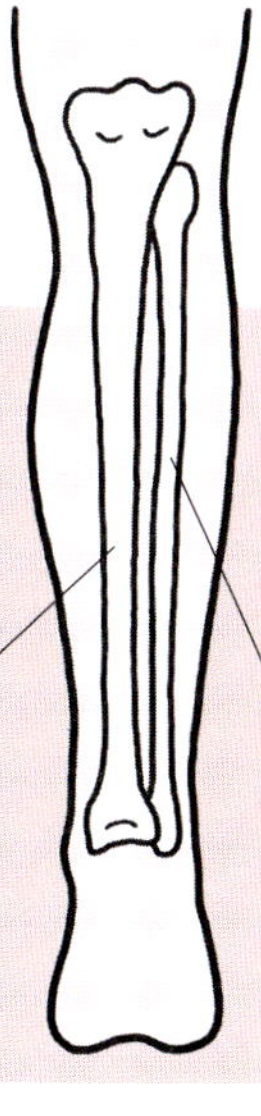

右足を後ろから見た図。

07

開張足マッサージ

効　果

●開張足《かいちょうそく》（→24ページ）は外反母趾や巻き爪の原因の1つ。幅広の足を改善し、症状の進行を抑える。

1

椅子に座り、右足を椅子の座面に乗せ、あぐらをかくようにする。

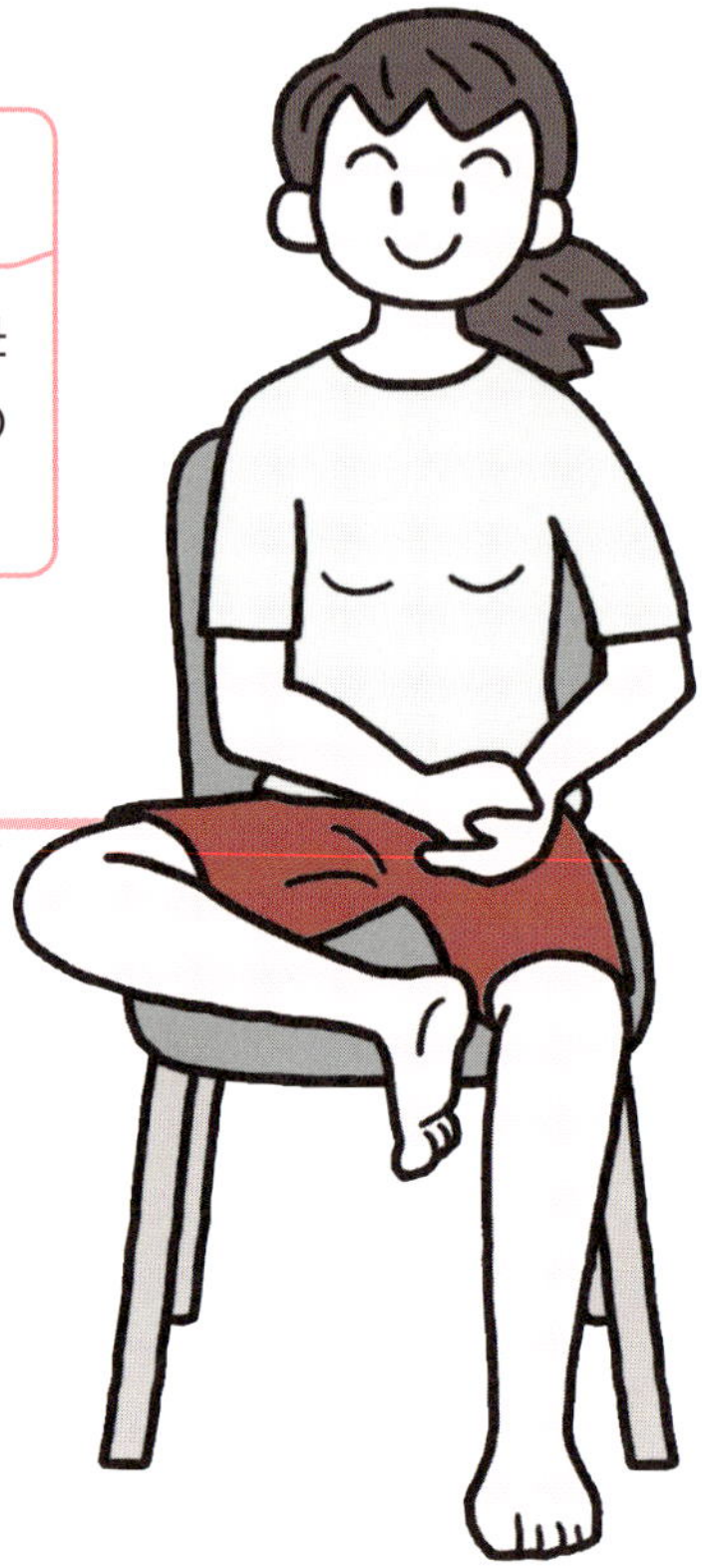

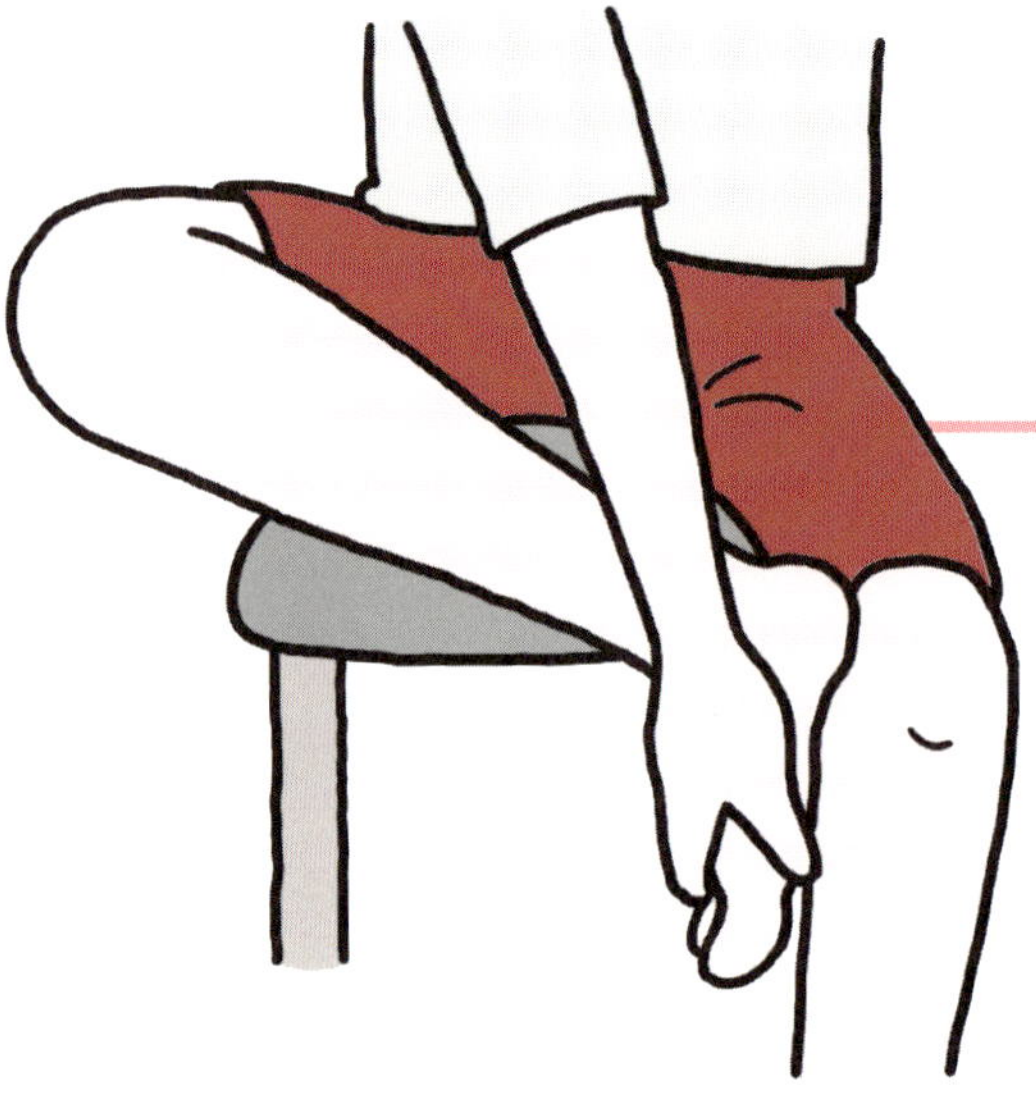

2

右手の親指が右足の親指の付け根に、ひとさし指と中指が右足の小指の付け根にくるようにあてる。

3

足の裏の中心から少し指先寄りの部分にあるくぼんだ場所に左手の親指をあて、円を描きながら5回揉みこむ。

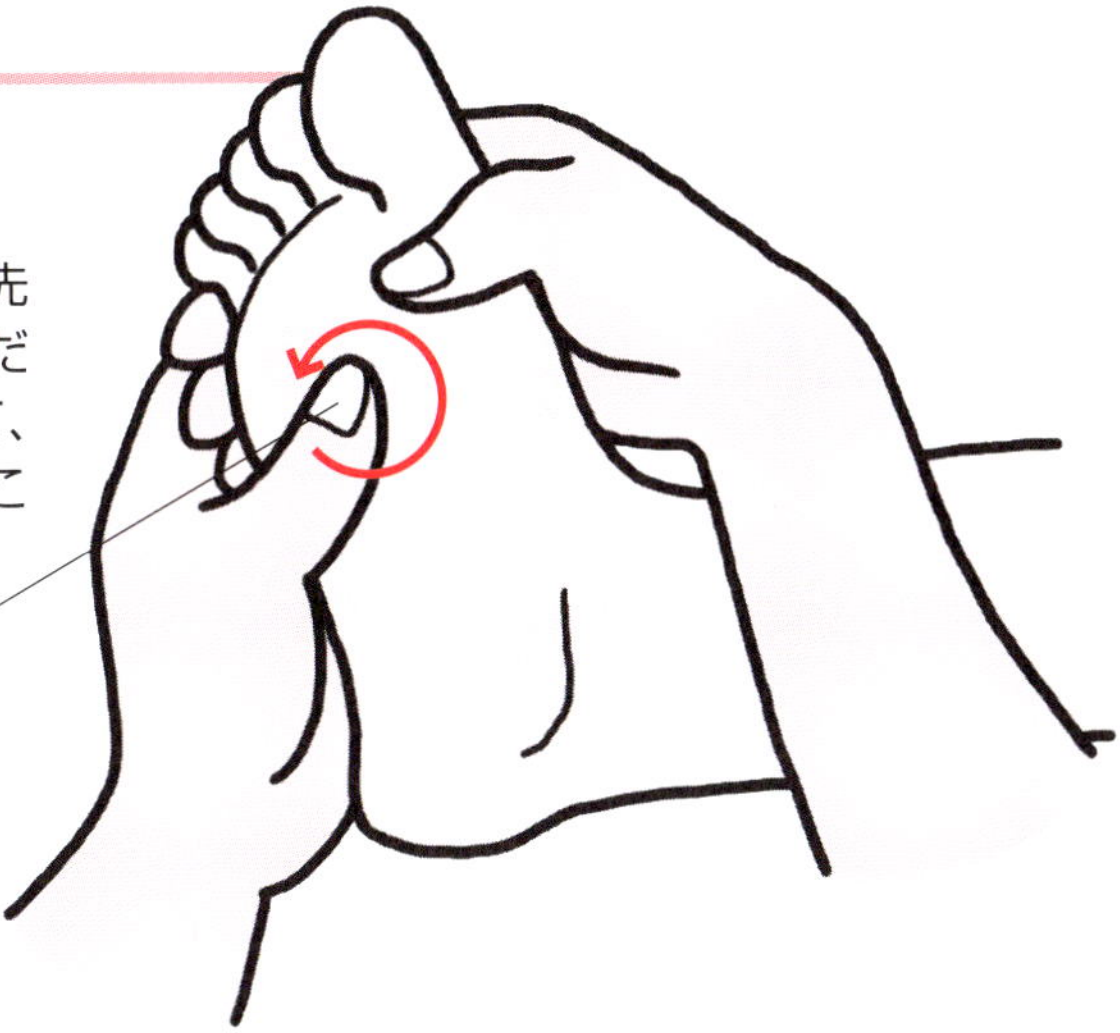

くぼみを押さえながら揉みこむ。

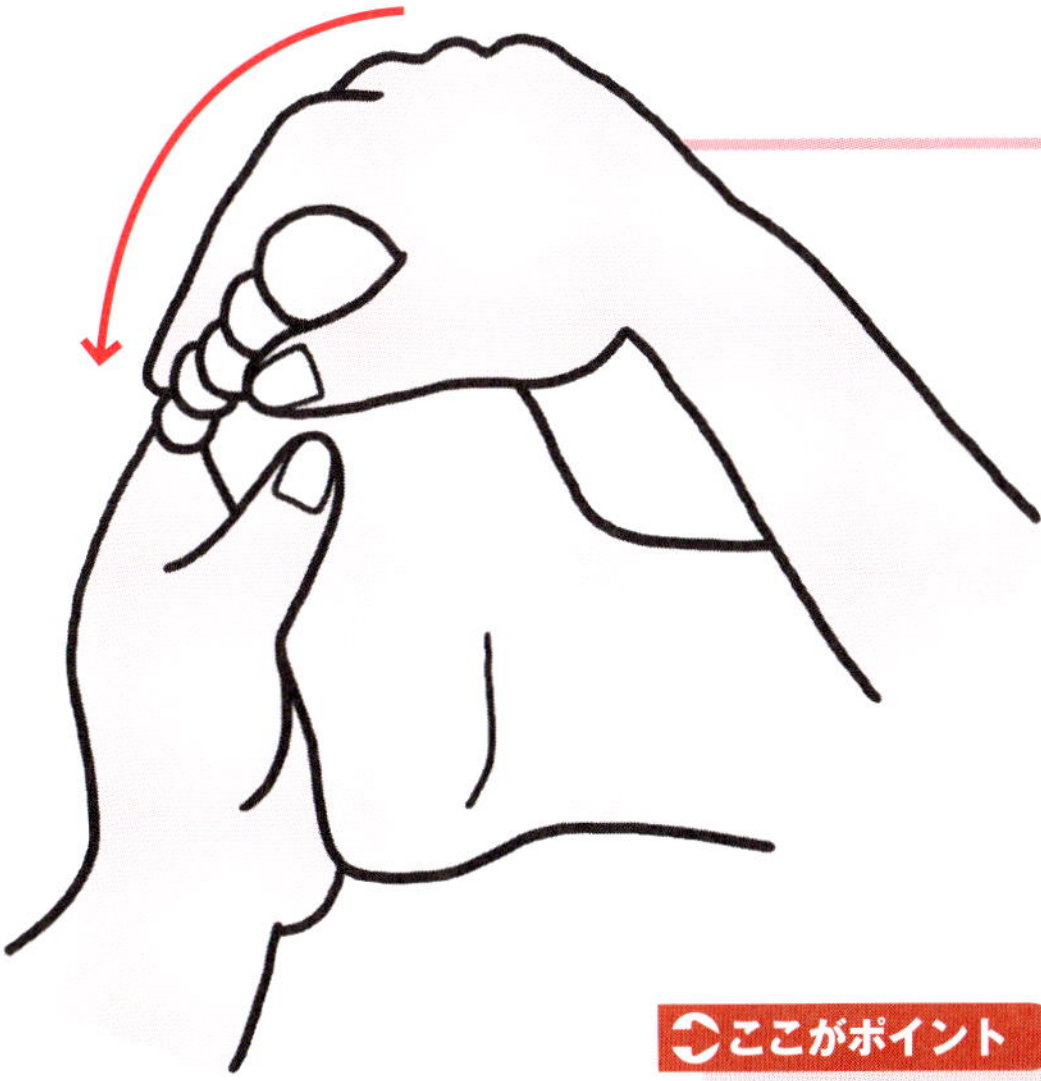

4

左手の親指でくぼみを押さえたまま、右手全体で足の指をおおう。くぼみを押さえながら、右手で足の指全体を曲げ、ゆっくりと力を抜く。これを5回行う。1～4を左足も同様に行う。

ここがポイント

足の指を反らすと開張足を促します。開張足の人は、外反母趾をよりひどくするので注意します。

08

爪の根元のマッサージ

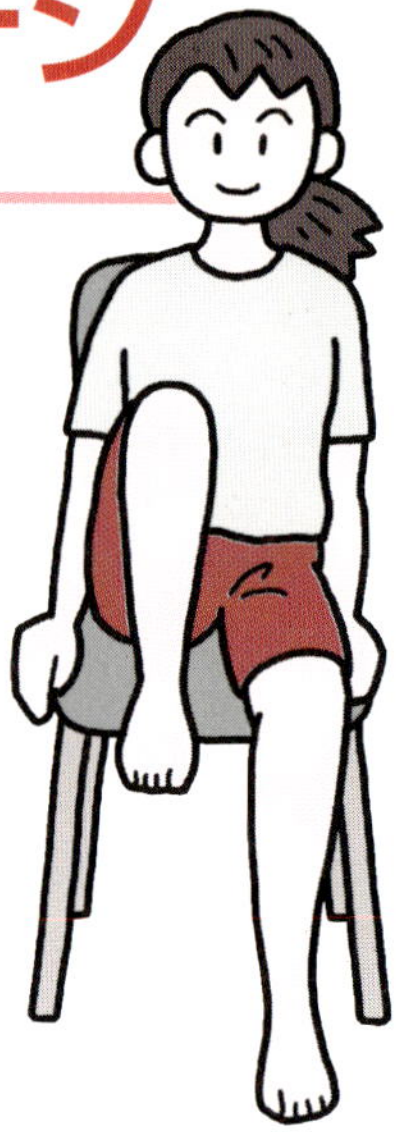

効　果

● 爪の再生を促す

1

椅子に座り、右足を椅子の座面に乗せて膝を立てる。

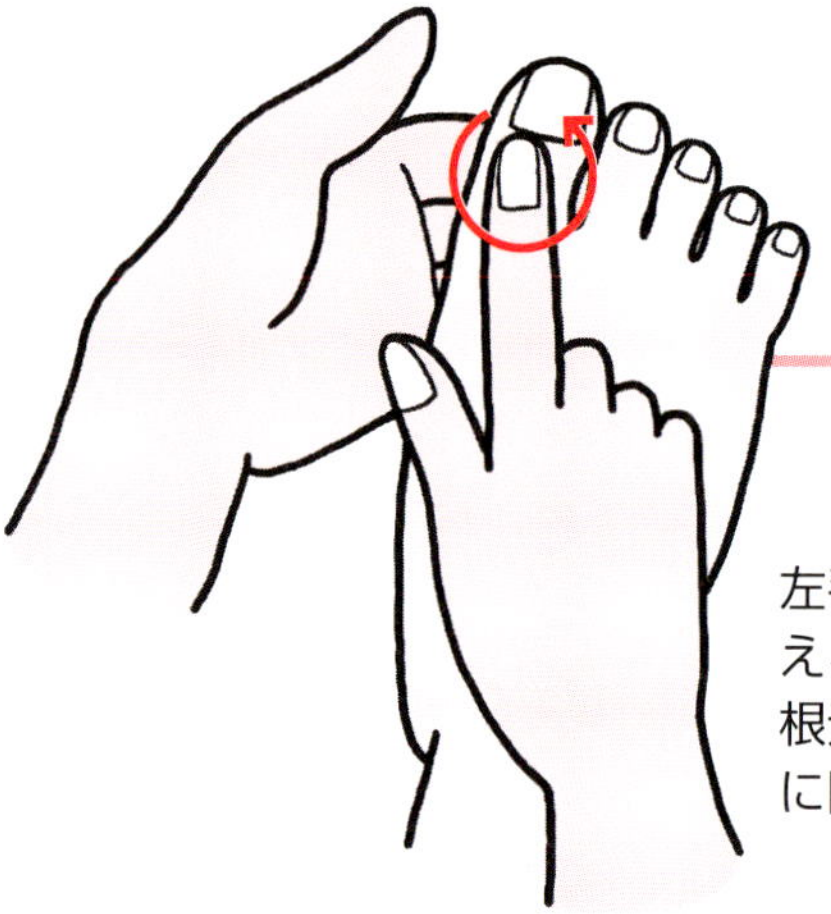

2

左手の親指以外の指を右足の親指の下に添える。右手のひとさし指の腹を親指の爪の根元の内側にあて、皮膚を上にずらすように円を描きながら軽めに5回揉みこむ。

3

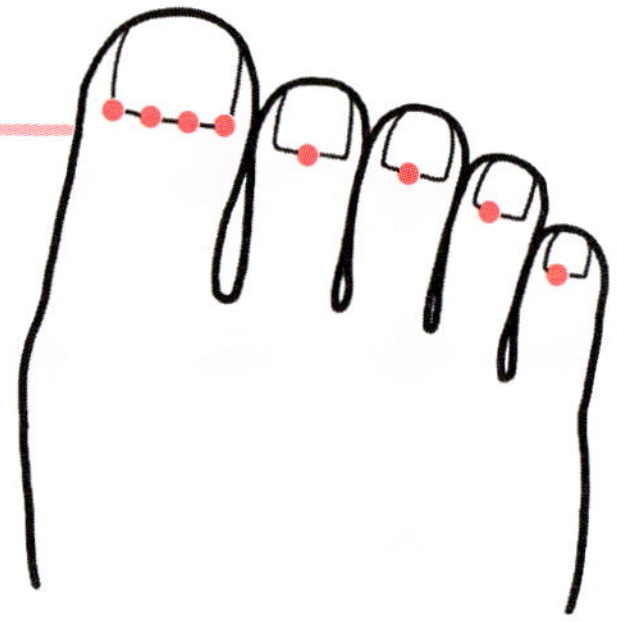

親指は爪の根元を内側から外側に向かって4か所、他の指は根元を1か所行う。

ここがポイント

強く押さず、軽めのマッサージを行います。巻き爪で炎症が起きている時、特に化膿している時は行わないように。

同様に、親指の爪の根元の4か所を5回ずつ揉みこむ。親指以外の4本の指は、ひとさし指と中指を揃えて爪の根元にあて、皮膚を上にずらすようにゆっくりと5回引き上げる。左足も同様に行う。

09

親指の痛みを和らげるマッサージ

効　果

● 外反母趾の症状緩和が期待できる

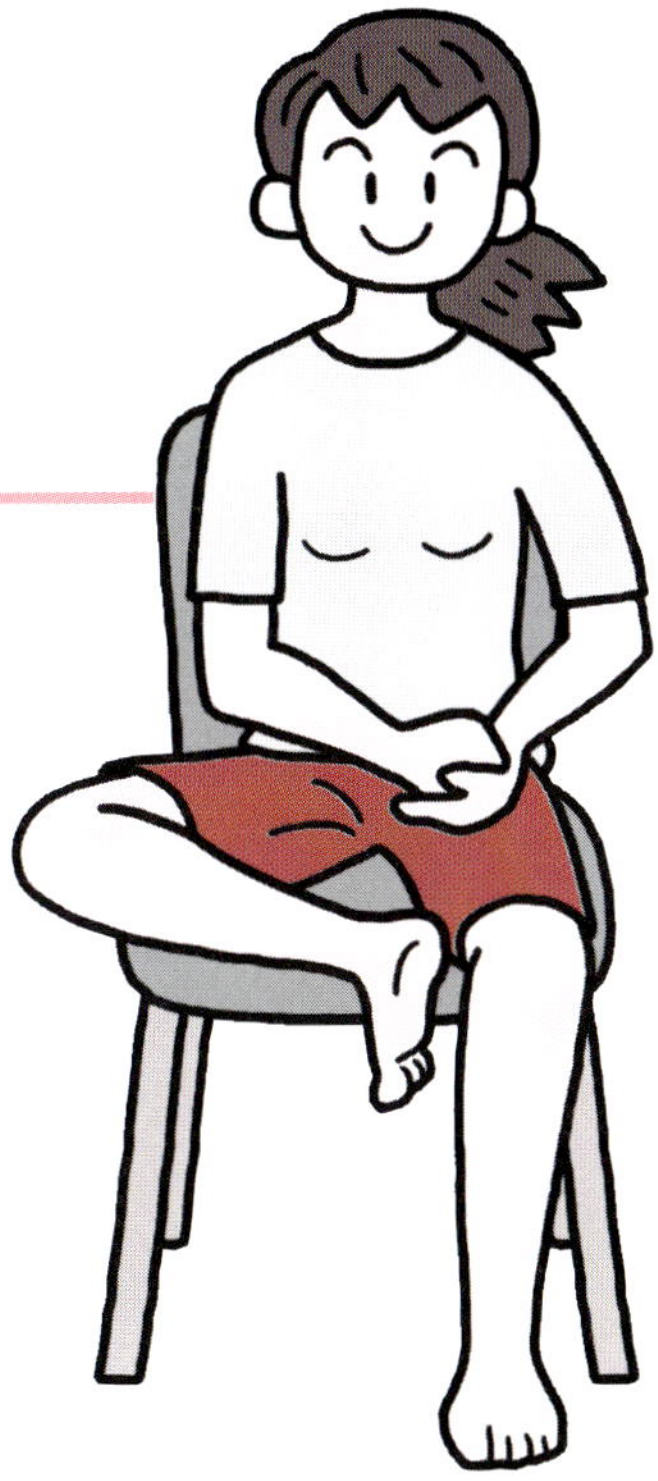

1 椅子に座り、右足を椅子の座面に乗せ、あぐらをかくようにする。

ここがポイント

親指と第1中足骨《ちゅうそくこつ》をまっすぐにする際に、親指を無理に内側へ引っ張らないようにします。

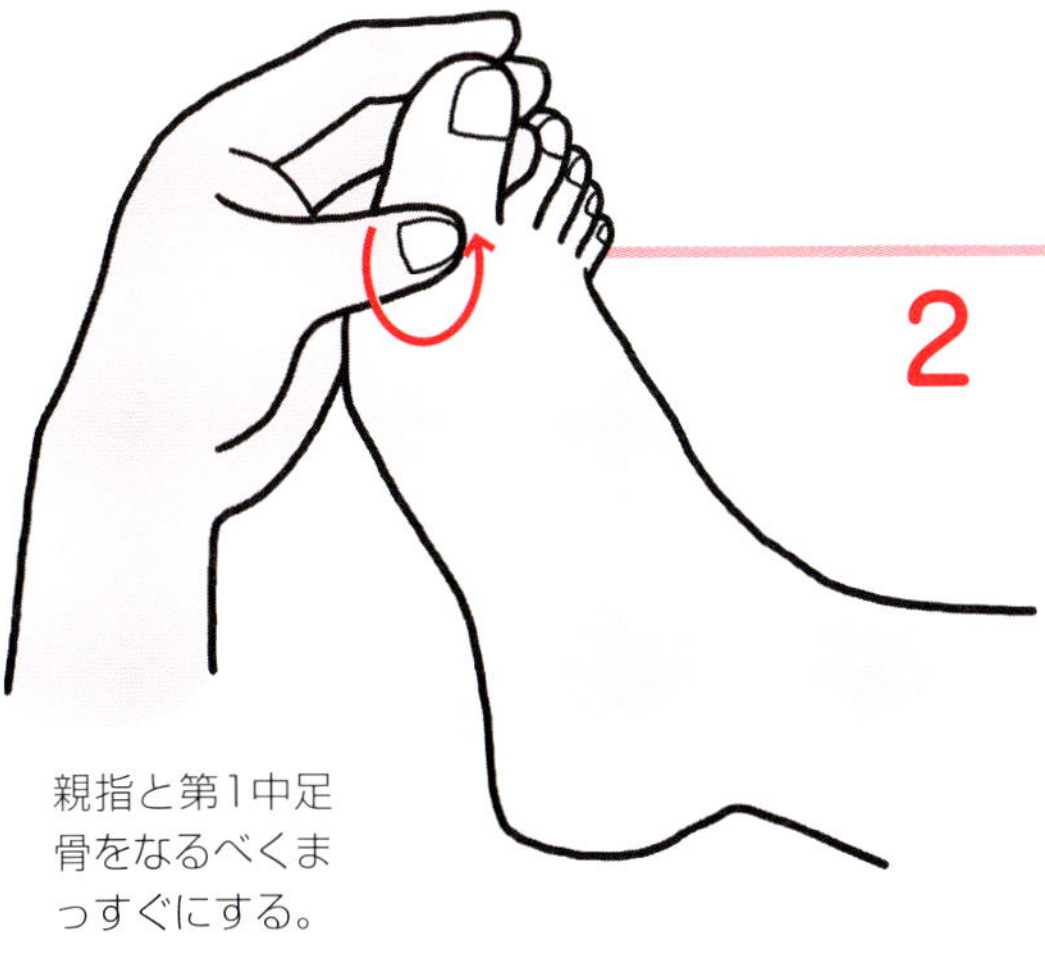

親指と第1中足骨をなるべくまっすぐにする。

2 左手の親指を右足の親指の付け根の内側に、4本の指は親指の外側にあてがう。左手の親指で付け根の皮膚を踵に向かってずらすように、円を描きながら軽めに5回揉みこむ。左足も同様に行う。

10

小指の痛みを和らげるマッサージ

効　果

●内反小趾《ないはんしょうし》の症状緩和が期待できる

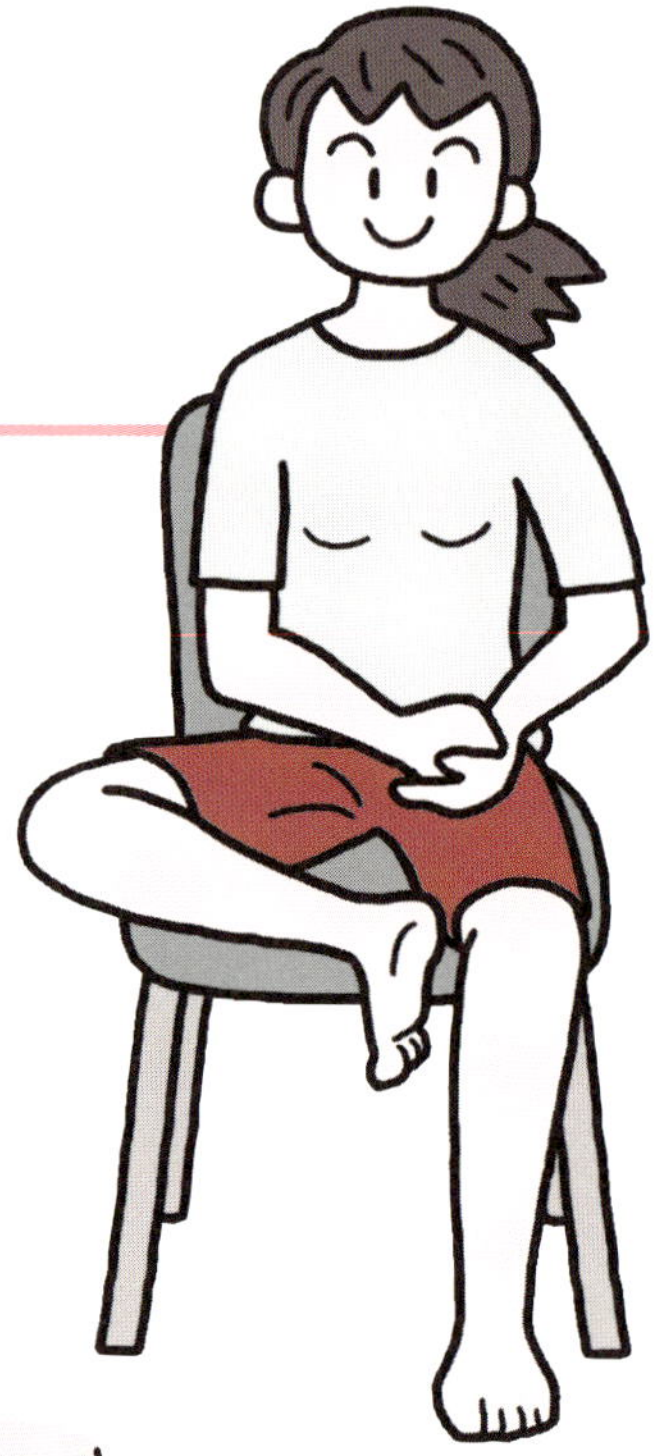

1　椅子に座り、右足を椅子の座面に乗せ、あぐらをかくようにする。

ここがポイント

小指と第5中足骨《ちゅうそくこつ》をまっすぐにする際に、小指を無理に外側へ引っ張らないようにします。

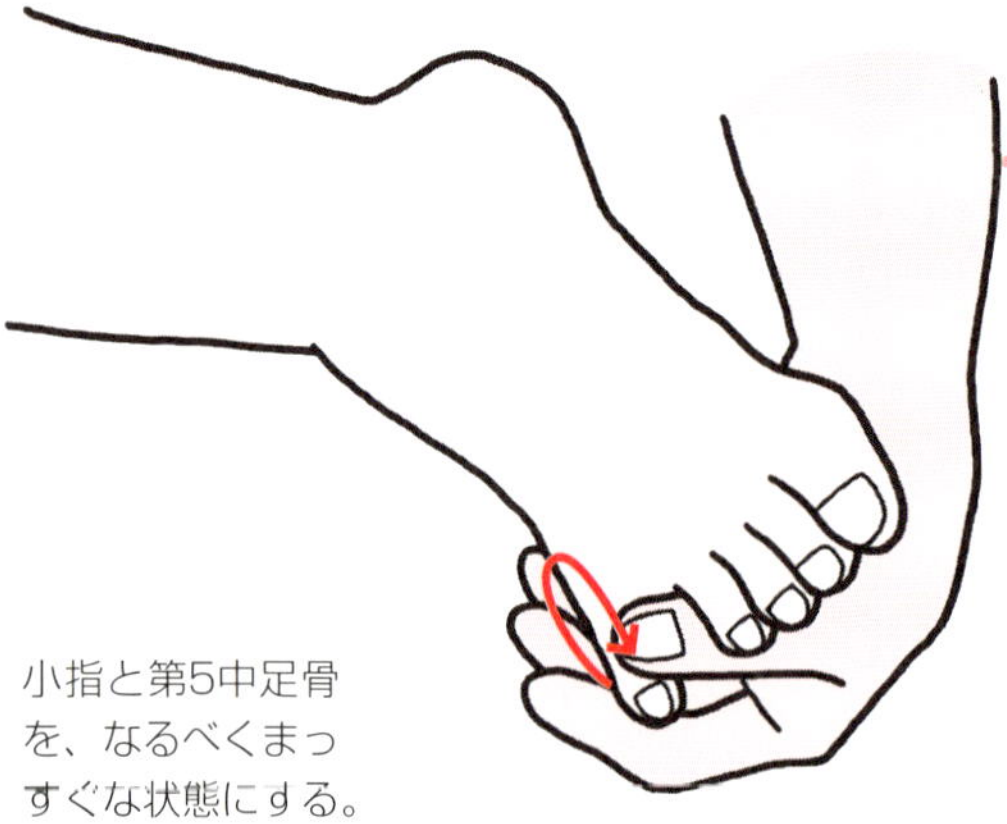

小指と第5中足骨を、なるべくまっすぐな状態にする。

2　左手の親指を右足の小指の内側に、4本の指は小指付け根の外側にあてる。左手の4本の指で付け根の皮膚を踵《かかと》に向かってずらすように円を描きながら、軽めに5回揉みこむ。
左足も同様に行う。

足の歪みを取りのぞく

仕事柄、様々なプロスポーツ選手のからだを見てきました。スポーツ選手の足にかかる負担は相当なもので、一般の方以上に外反母趾などで悩んでいる選手が多いようです。からだが資本ですから、そのメンテナンスに対しては人一倍気を遣っています。しかし、足に関しては他の部位よりもケアが不足気味の方が少なくないのです。

ただ、一般にいわれている「足のケア」とは違います。一般的に足のケアというのは角質ケアを指すことが多いのですが、ここでは皮膚だけでなく筋肉や骨格を含めた足の機能改善をさして足のケアといっています。

ストレッチ後は少し休んでからだになじませる

先程、筋肉や皮膚の動きなどを整えるためのマッサージを紹介しました（↓63〜76ページ）。次に、足の骨格のバランスを整えるためのストレッチを紹介します。

ストレッチ後すぐに足に負担をかけるのは、あまり好ましくありません。ストレッチ後は10分ほど休んでから立ち上がったほうが効果的です。できれば就寝前に行い、翌日歩くまで6時間ほどなじませたほうがより良いでしょう。

ストレッチもマッサージ同様の注意事項があります。行っていて痛みを感じるのは良くありません。重要な事なので再度お話しますが〝これで効果があるのかしら〟程度の力加減で行うようにしてください。

歪《ゆが》みの矯正は、例え股関節のような大きな関節であっても、弱いストレッチで十分な効果があるからです。

01

指回しストレッチ

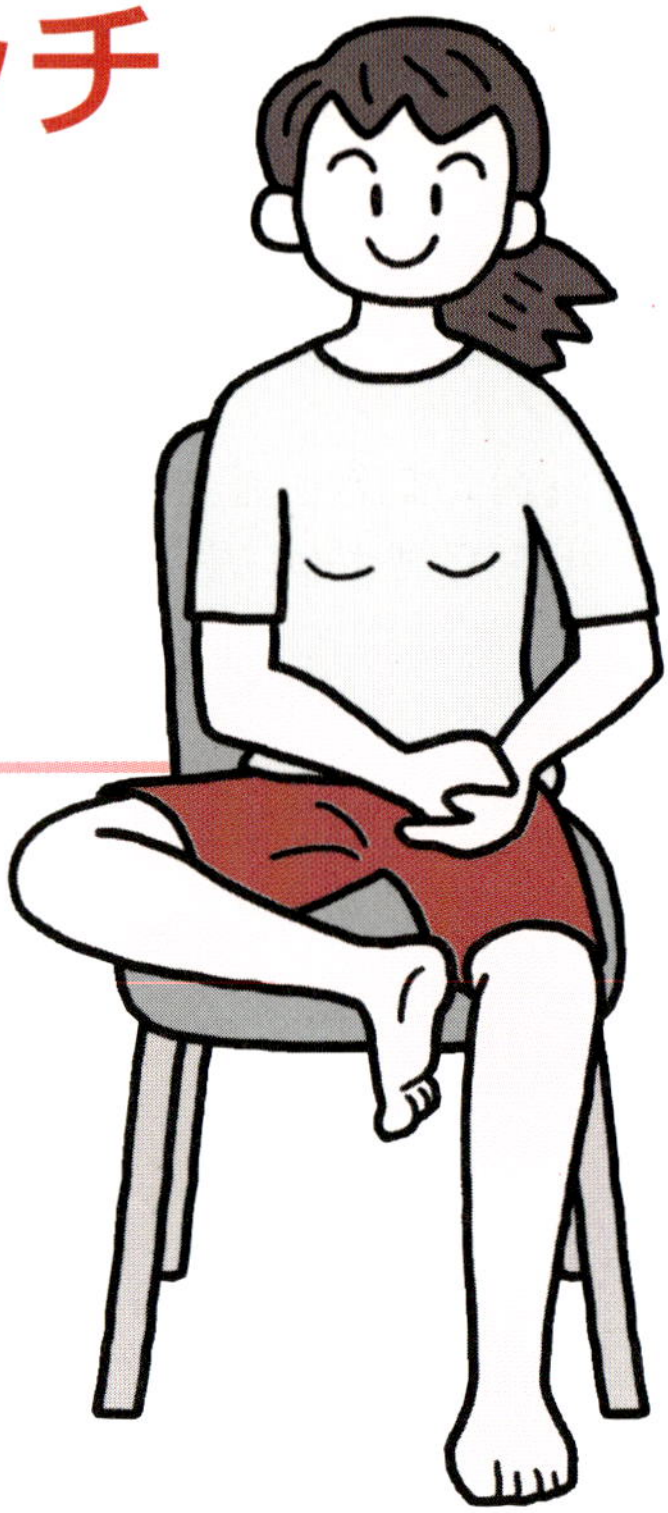

効　果

●外反母趾の症状緩和が期待できる

1　椅子に座り、右足を椅子の座面に乗せ、あぐらをかくようにする。

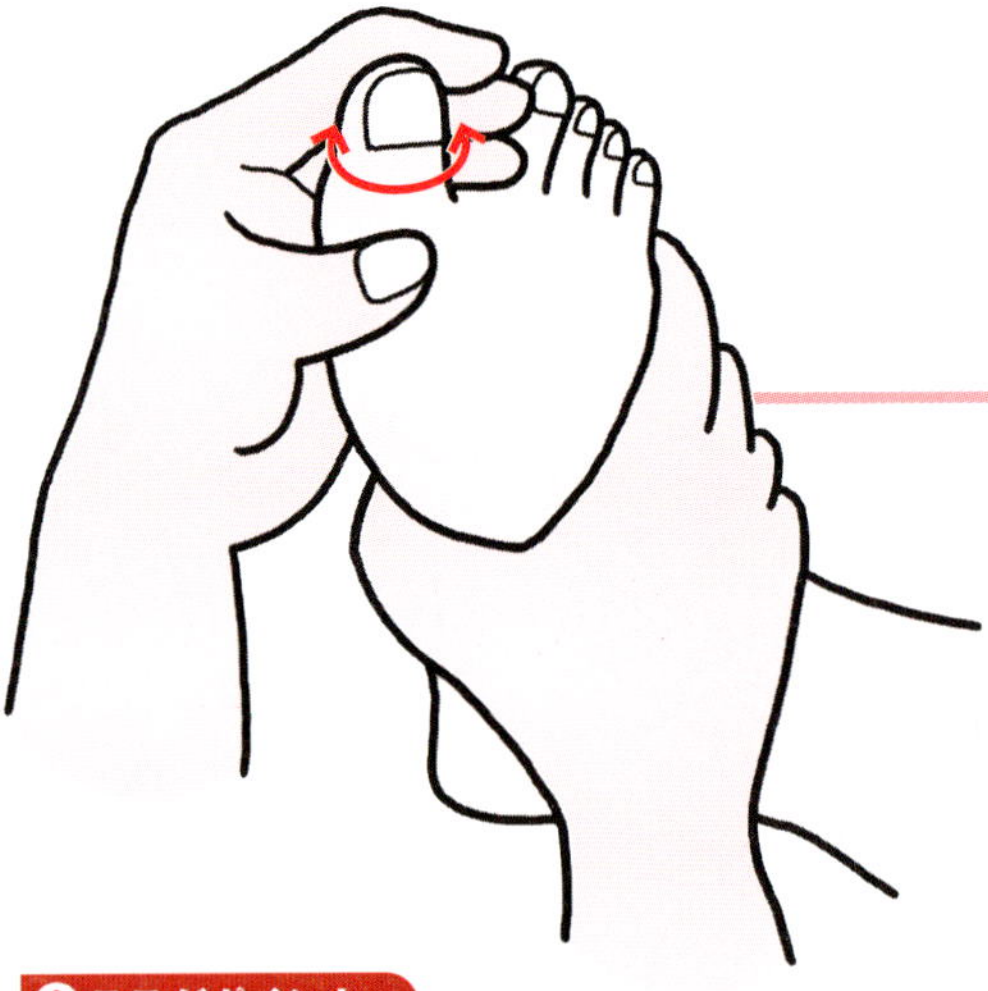

2

左手の親指を右足の親指付け根の内側に、4本の指は親指の外側にあてがう。右手は足の甲に乗せ、親指と第1中足骨がなるべく一直線になるようにし、親指を軽く押しこみ、ゆっくりと小さく5回回す。反対回りにも5回、回す。残りの指も同様に。左足も同様に行う。

ここがポイント

親指と第1中足骨《ちゅうそくこつ》をまっすぐにする際に、親指を無理に内側へ引っ張らないように。

02

足首回しストレッチ

効　果

●足首の動きを整え、足にかかる負担を軽減させる効果が期待できる

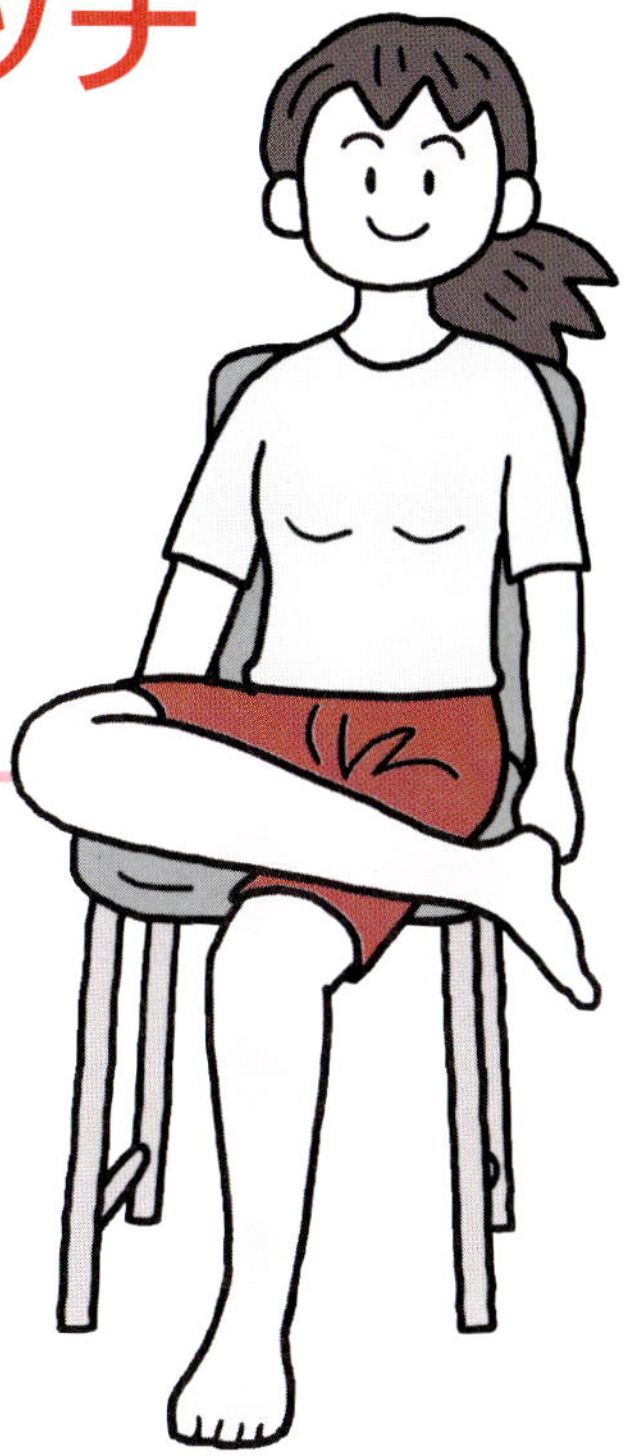

1　椅子に座り、右足を左足の太ももの上に乗せる。

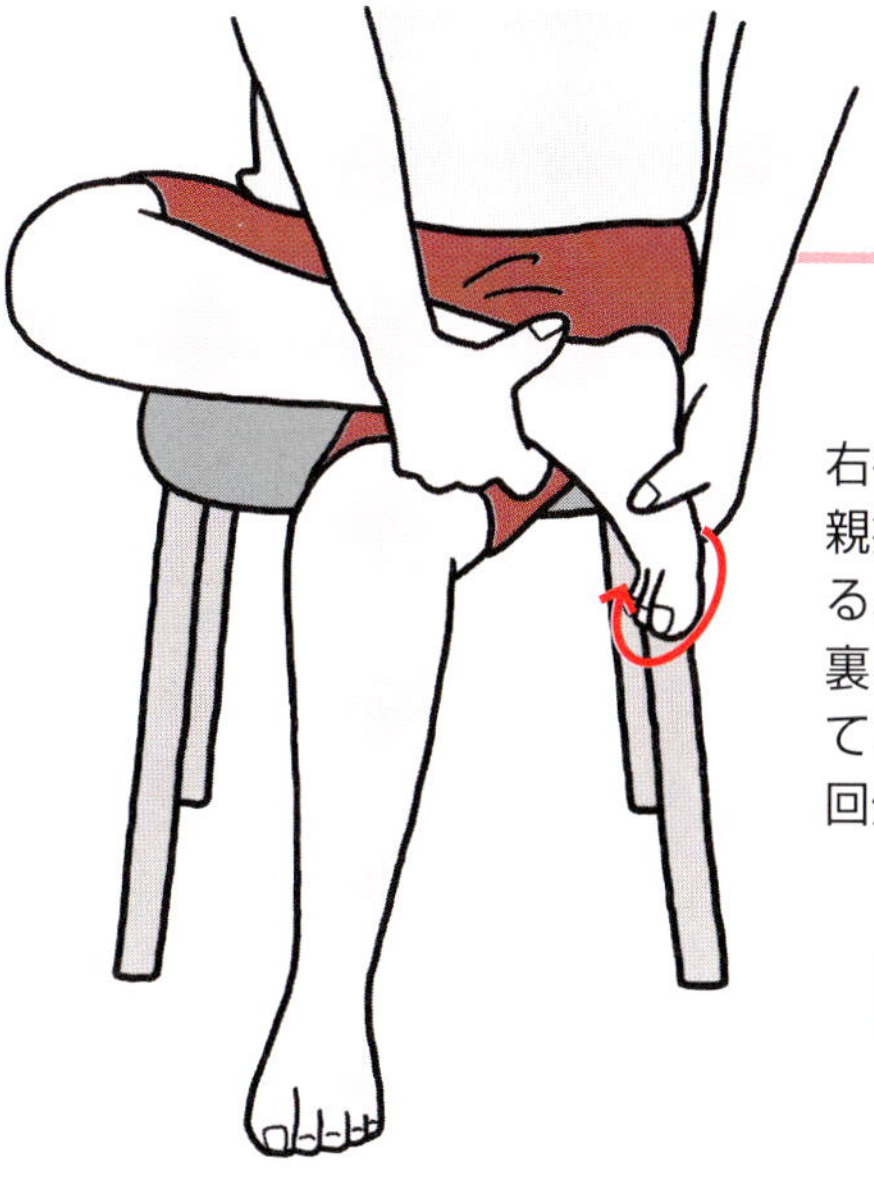

2

右手の親指を右足の内くるぶしの上に、親指以外の指は外くるぶしの上にあてる。左手は足の裏にあてる。踵《かかと》が膝の裏と足首を結ぶ線の上にくるようにして、左手で足首をゆっくりと小さく5回外に回す。左足も同様に行う。

ここがポイント

足首が90°を超えないように注意。ゆっくり、小さく回すように心がけます。

03

土踏まずをつくるストレッチ

効　果

●土踏まずをつくる効果が期待できる

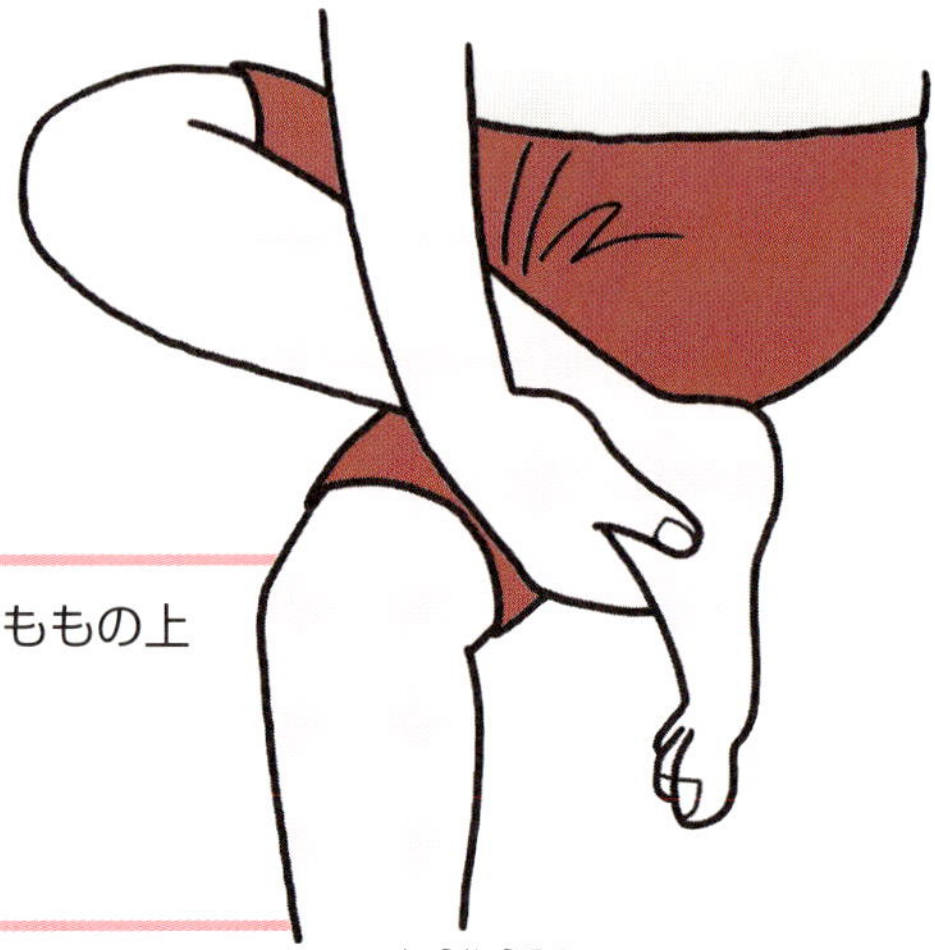

1　椅子に座り、右足を左足の太ももの上に乗せる（→P79-1図）。

2　内くるぶしより少し斜め下に出ている骨（舟《しゅう》状《じょう》骨《こつ》→P16）に右手の親指をあてる。

ここがポイント

舟状骨に向かってじっくり押します。足の甲を内側にひねっても、踵は膝の裏と足首を結ぶ線の上にくるように。

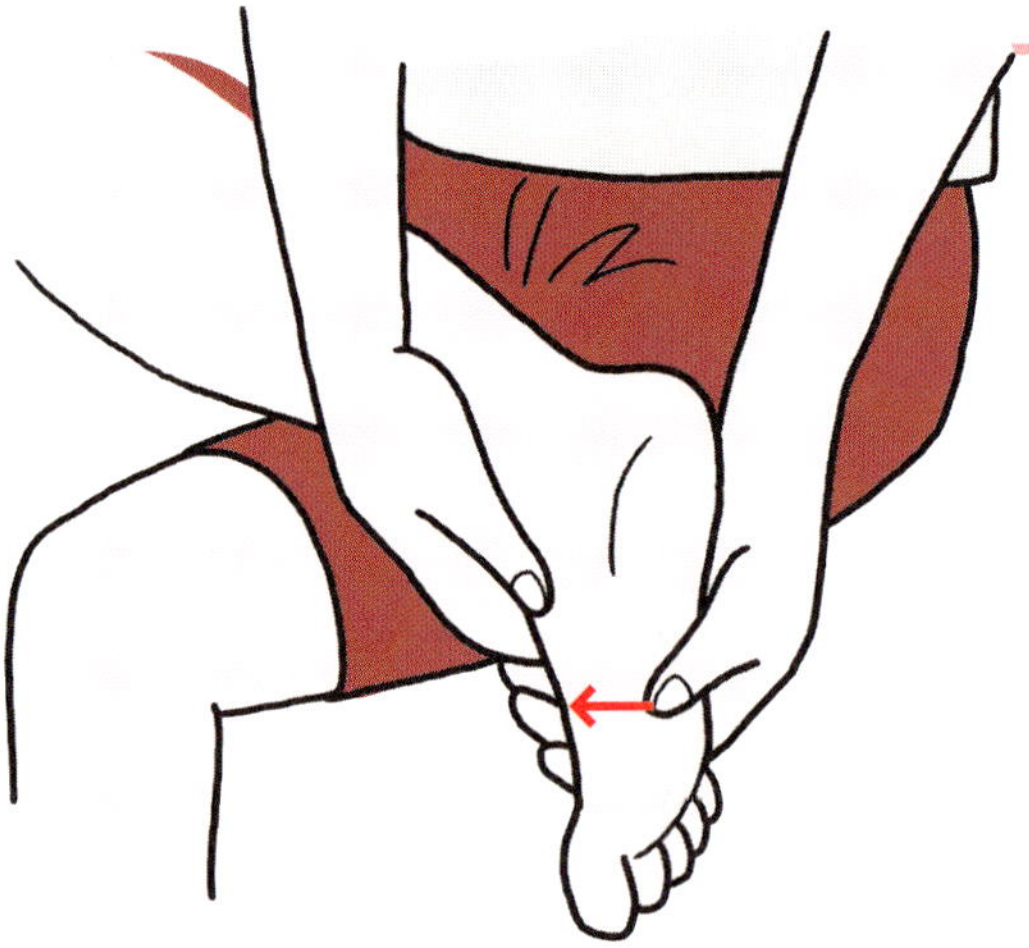

3

土踏まずの頂上（一番持ち上がっている部分）に左手の親指、残りの指は足の甲にあてる。踵が膝の裏と足首を結ぶ線の上にくるように、左手の4本の指で足の甲を内側にひねる。土踏まずの頂上を舟状骨に向かってじっくりと10秒間押さえる。これを5回行う。左足も同様に行う。

04

ハイアーチを解消するストレッチ

効　果

●ハイアーチ（→38ページ）の改善に効果が期待できる

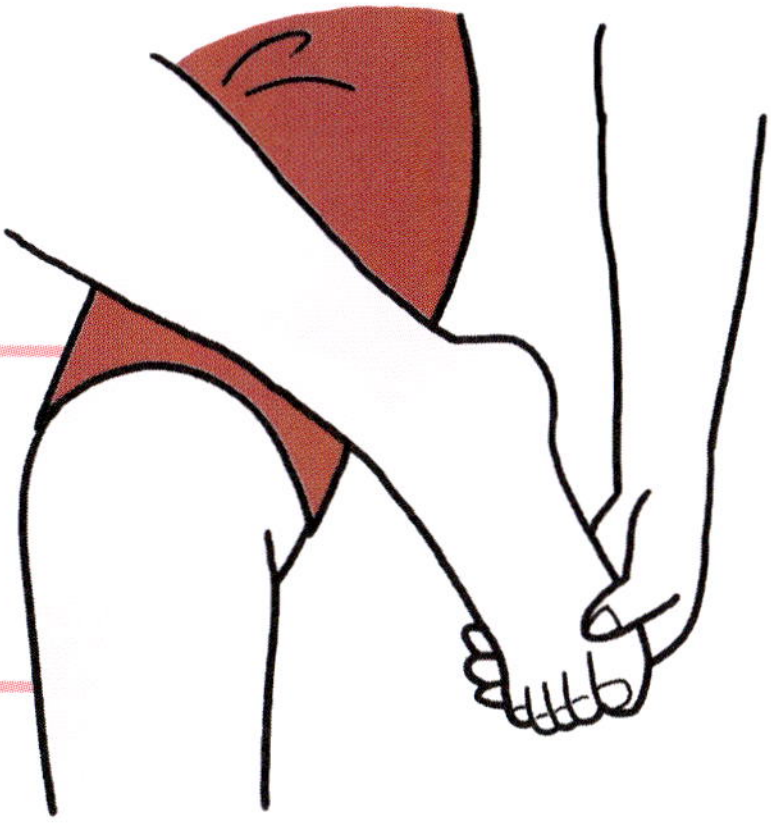

1　椅子に座り、右足を左足の太ももの上に乗せる（→P79-1図）。

2　左手の親指は右足の親指の付け根、中指は右足の小指の付け根にくるように足をつかむ。

ここがポイント

このストレッチは足首が動かないように、注意して行ってください。

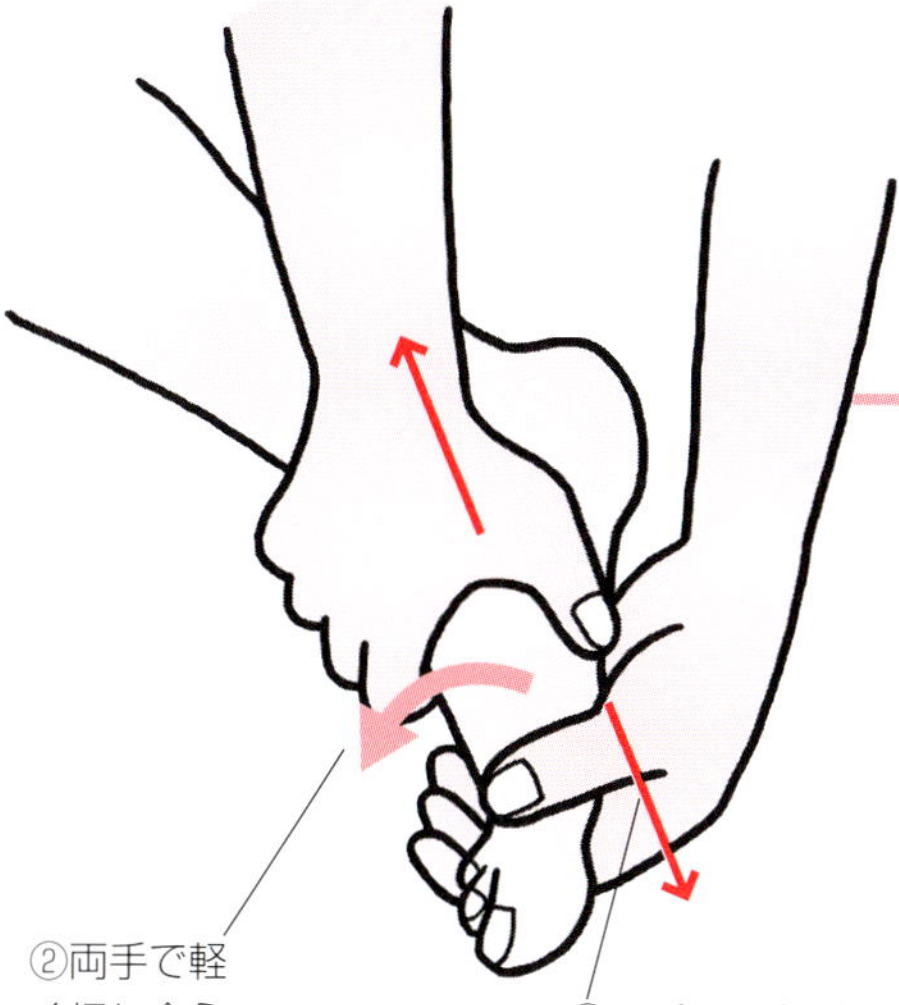
②両手で軽く押し合う。
①両手で足を引っ張り合う。

3　右手の親指は土踏まずの頂上、ひとさし指は甲の出っ張っている部分の少し足首寄りにくるように足をつかむ。左手と右手で足を軽く引っ張り合う。その状態で右手のひとさし指を支点に右手と左手で軽く10秒押し合う。これを5回行う。左足も同様に行う。

05

IM角の矯正ストレッチ

効　果

●外反母趾や巻き爪はIM角（→36ページ）の改善が不可欠。大きくなったIM角の改善に効果が期待できる

1 椅子に座り、右足を椅子の座面に乗せて膝を立てる（P74-1図）。

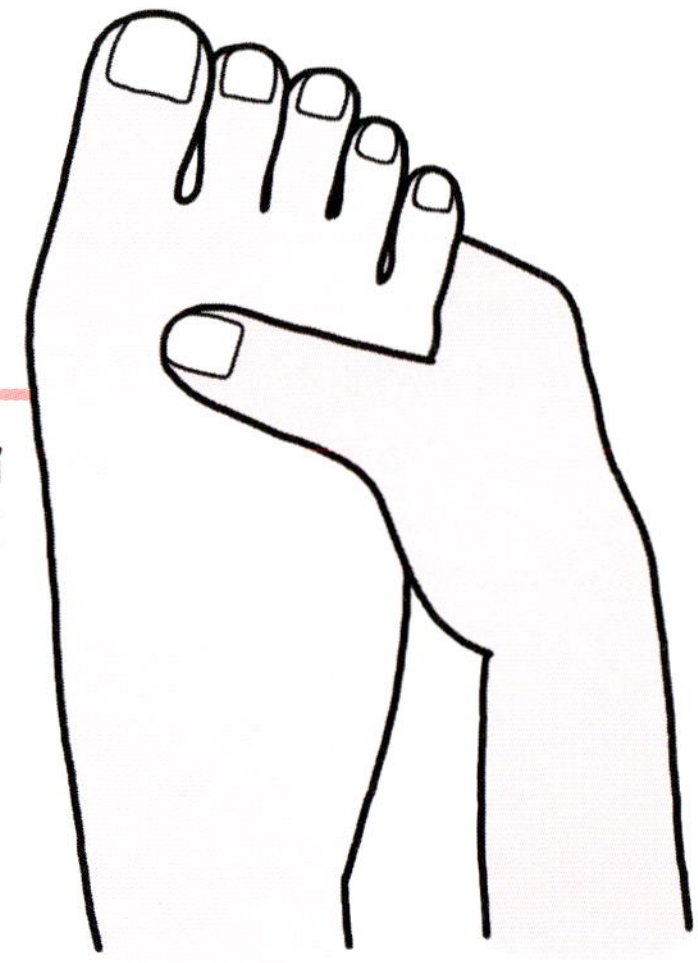

2 右手の親指は、右足の親指とひとさし指の間を擦りあげて止まるくぼみの場所にあて、残り4本の指は足の裏に添える。

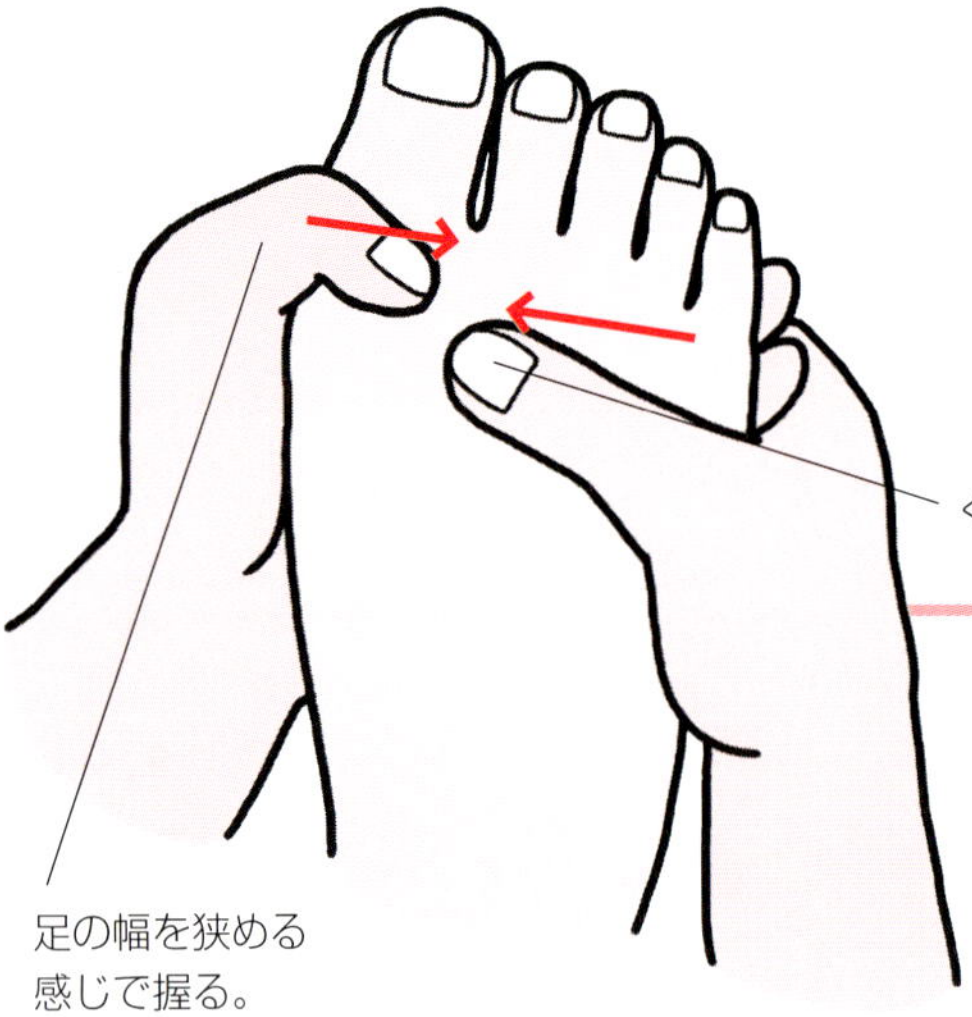
くぼみを押さえる。
足の幅を狭める感じで握る。

3 左手の親指は右足の親指の付け根、中指は右足の小指の付け根にくるように足をつかむ。右手で軽くくぼみを押さえながら、左手は足の幅をゆっくりと狭くする感じで10秒握る。これを5回行う。左足も同様に行う。

ここがポイント

足指の爪が真上を向くように行うと効果的です。

06

HV角の矯正ストレッチ

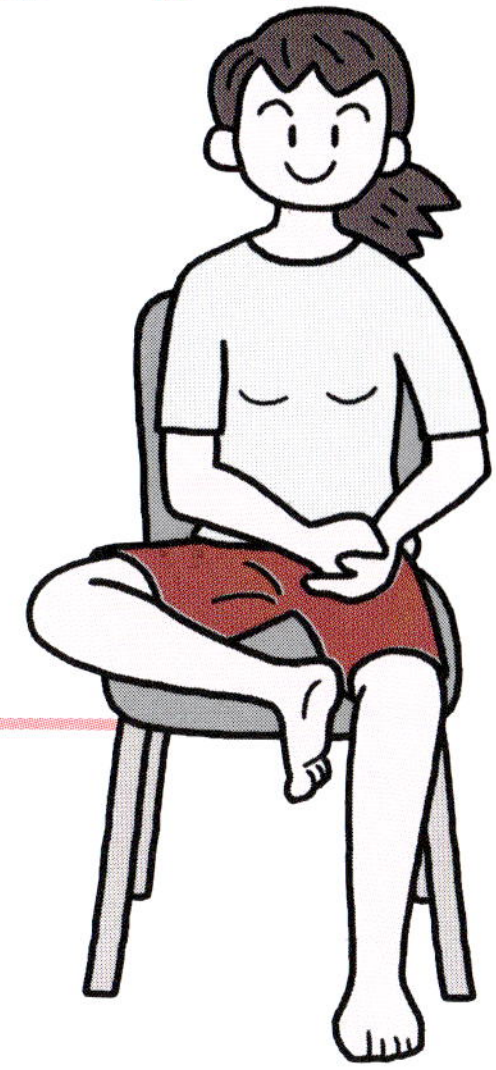

効　果

- HV角（→34ページ）が25°までで、バニオン形成（変形による炎症）が軽い方なら効果を期待できる

1 椅子に座り、右足を椅子の座面に乗せ、あぐらをかくようにする。

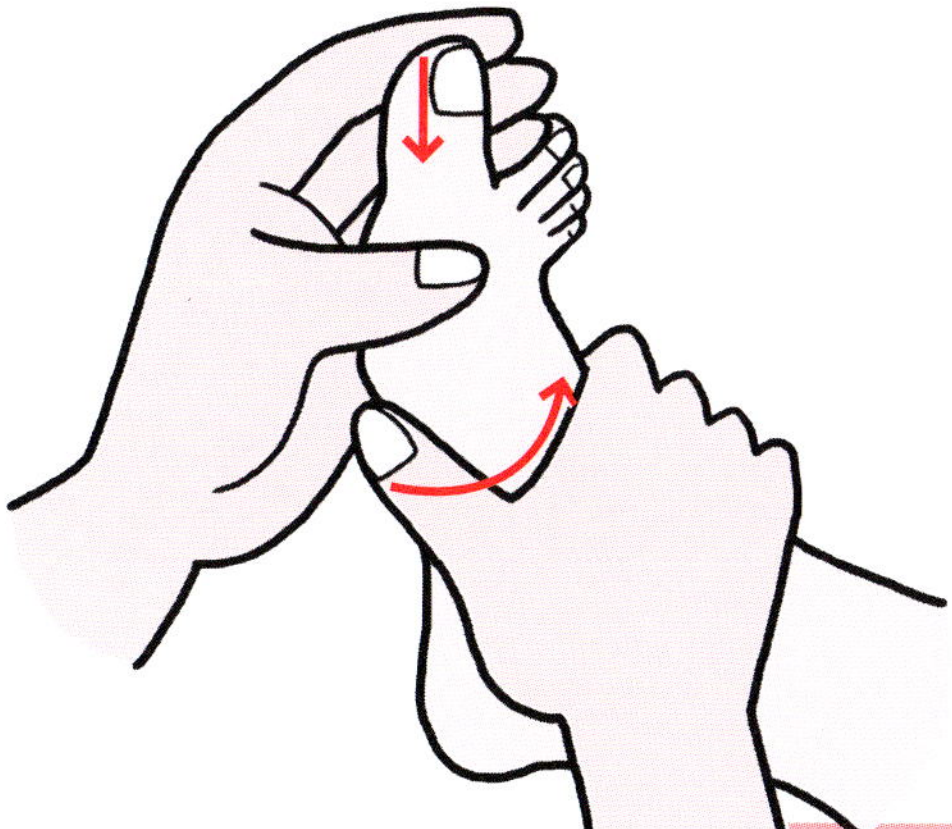

2 左手の親指を右足の親指の付け根の内側に、4本の指は親指の外側にあてがう。右手の親指は足の裏の親指の付け根のふくらみの下にあてがい、4本の指は足の甲に添える。

3 右手で第1中足骨全体を軽く甲側へひねるようにし、左手は親指を支点にして右足の親指と第1中足骨をなるべくまっすぐにする。この状態で、親指を軽く押しこみ、中足骨から親指全体を10秒押さえる。これを5回行う。左足も同様に行う。

ここがポイント

外反母趾の方は親指の痛みを和らげるマッサージ（→75ページ）、指回しストレッチ（→78ページ）、IM角の矯正ストレッチ（右ページ）の順に行ってからこのストレッチを行います。

07

第1中足骨内反矯正ストレッチ

効　果

- 中等度（40°）になると、第1中足骨《ちゅうそくこつ》（→15ページ）が強く内反してくる。この内反を改善する効果が期待できる

1 椅子に座り、右足を椅子の座面に乗せ、あぐらをかくようにする（→P83-1図）。

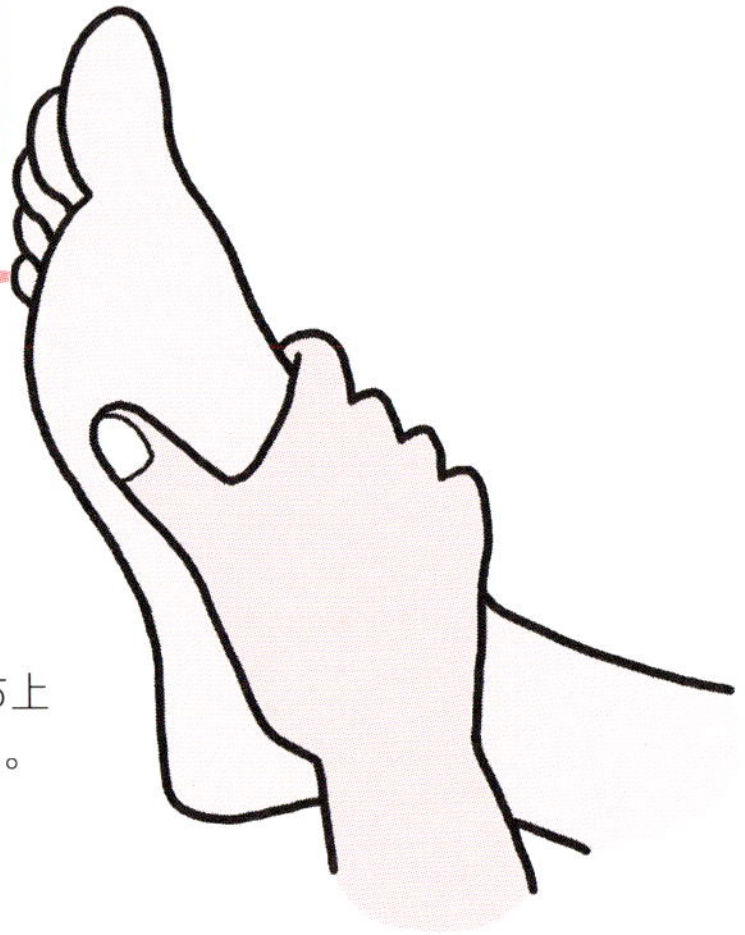

2 右手の親指は、土踏まずの頂上（一番持ち上がっている部分）より少し中寄りにあるくぼみを押さえ、残りの指は甲にあてる。

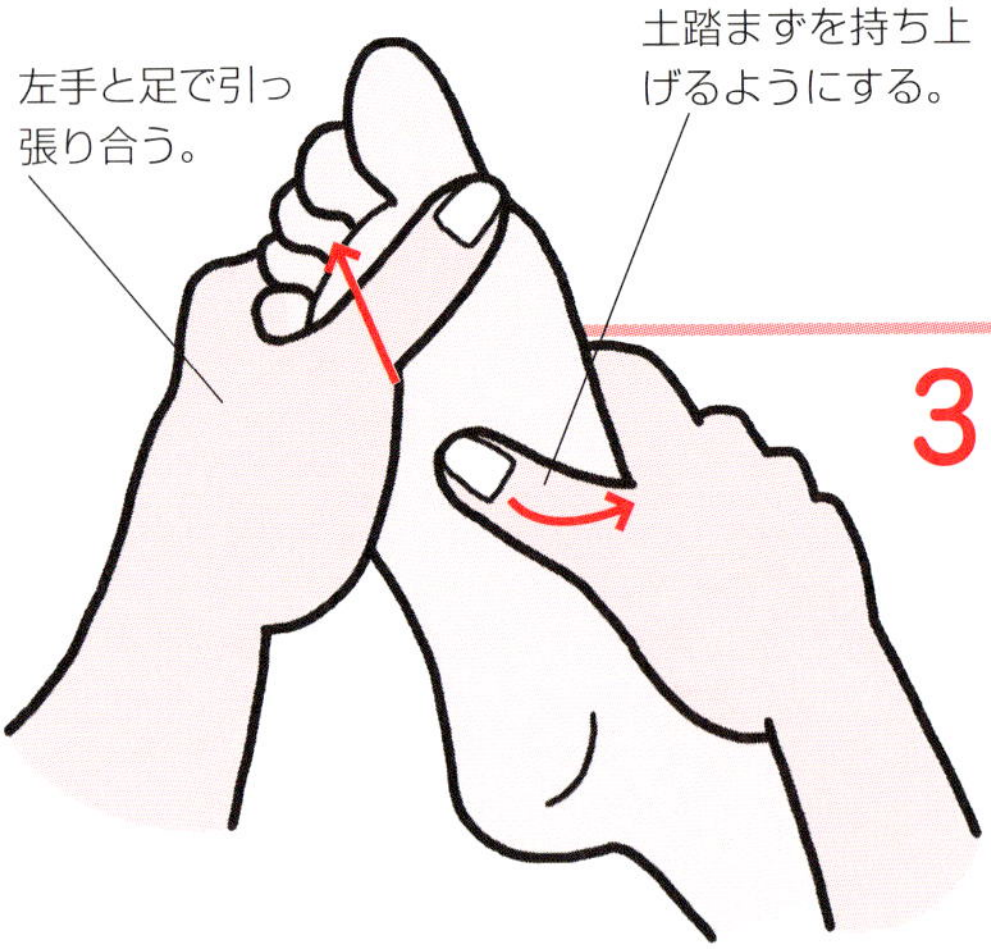

3 左手の親指を右足の親指の付け根にあてがう。右手の親指で土踏まずを持ち上げながら手前に引き、左手と足を引っ張り合うようにして10秒保つ。これを5回行う。左足も同様に行う。

ここがポイント

第1中足骨の内反は内側楔状骨《けつじょうこう》（→16ページ）の傾きが深くかかわります。中等度の方はIM角の矯正ストレッチ（→82ページ）と併用すると、効果が期待しやすくなります。

08

内反小趾ストレッチ

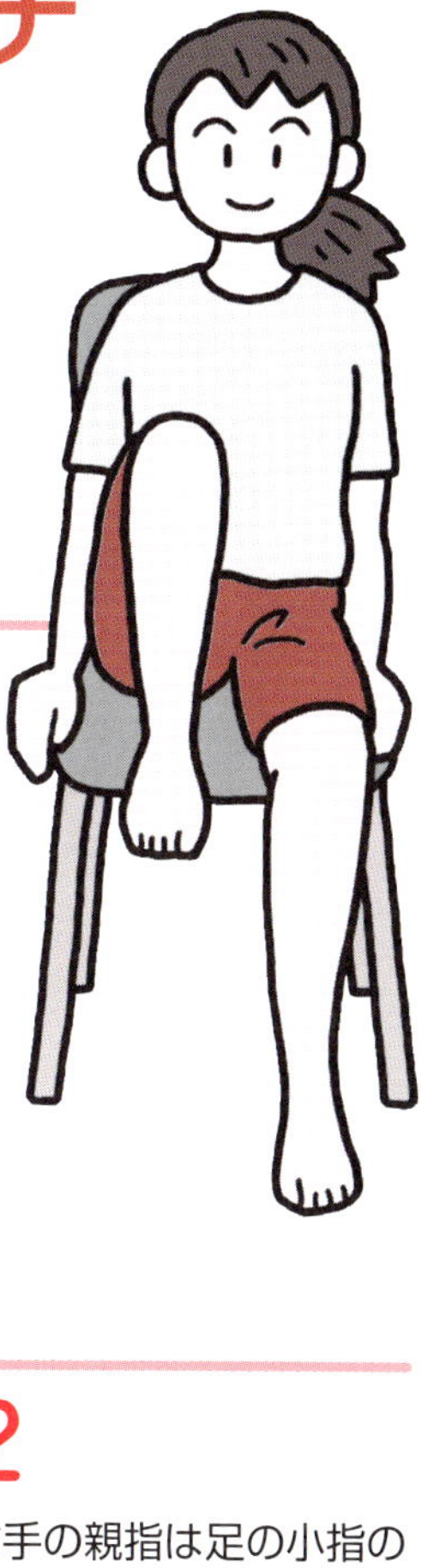

効　果

●内反小趾《ないはんしょうし》の改善に効果が期待できる

1 椅子に座り、右足を椅子の座面に乗せて膝を立てる。

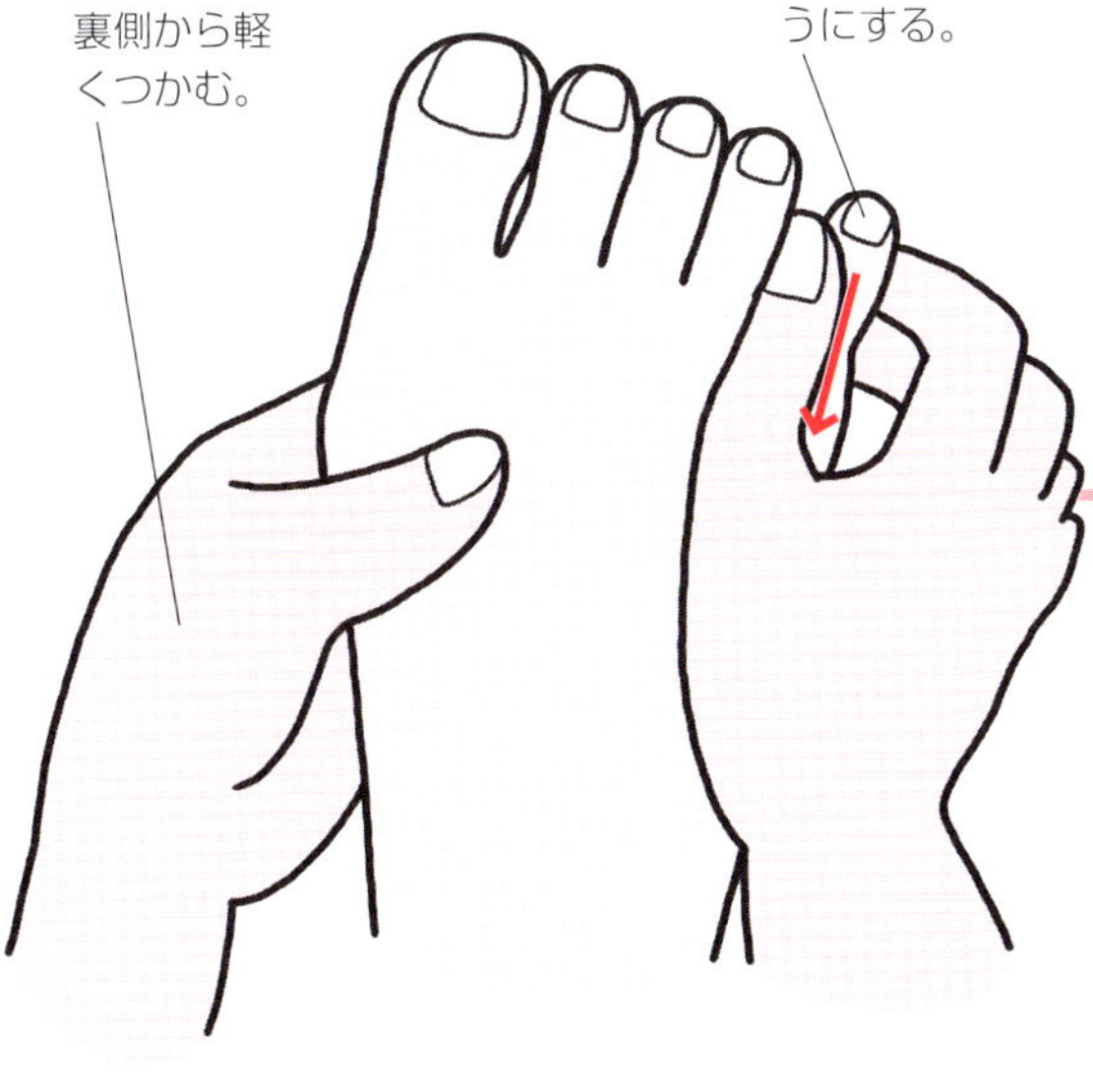
左手は足の裏側から軽くつかむ。
爪が真上を向くようにする。

2

右手の親指は足の小指の内側、ひとさし指と中指は小指の付け根の外側にあてる。左手で足を軽くつかんだ状態で、右手は足の小指の爪が真上を向くくらいに軽くひねりながら10秒押しこむ。これを5回行う。左足も同様に行う。

ここがポイント

小指は意外と弱い部位なので、力を入れすぎないように注意して行ってください。

09

足の幅の矯正ストレッチ

効　果

●足の幅が広くなると、歩行時の衝撃をうまく分散できなくなる。ストレッチで疲れにくい足になる効果が期待できる

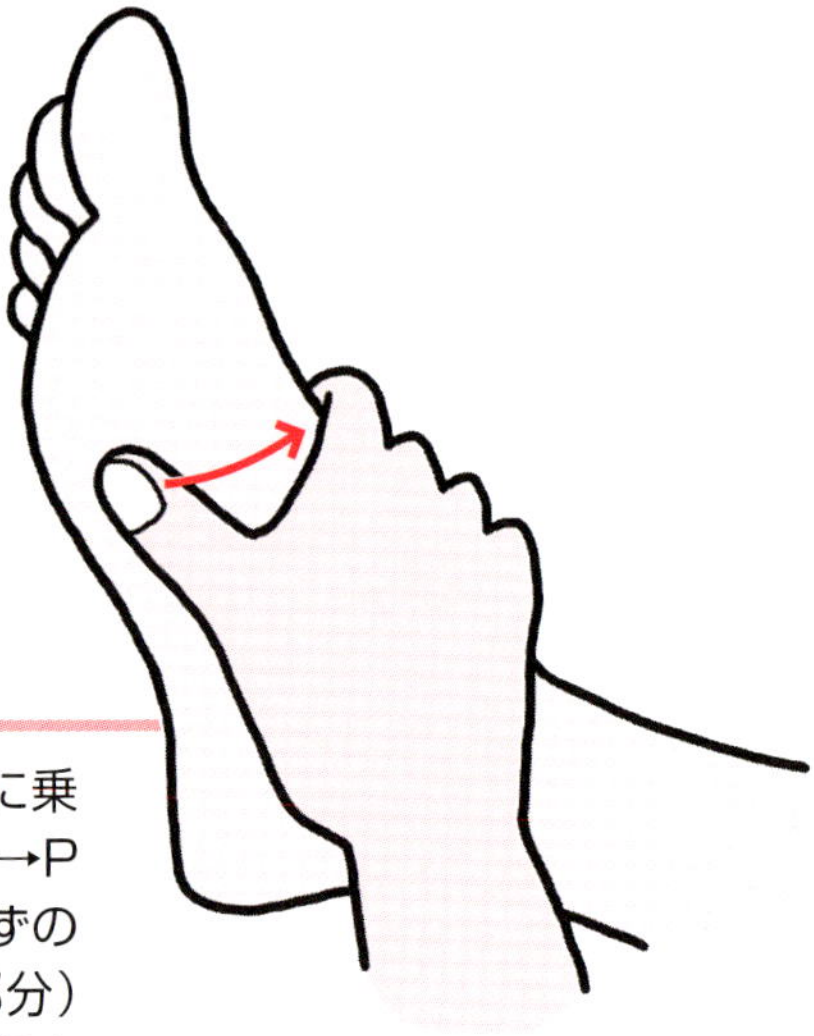

1　椅子に座り、右足を椅子の座面に乗せ、あぐらをかくようにする（→P83-1図）。右手の親指は土踏まずの頂上（一番持ち上がっている部分）より少し中寄りにあるくぼみを押さえ、土踏まずを持ち上げるようにする。

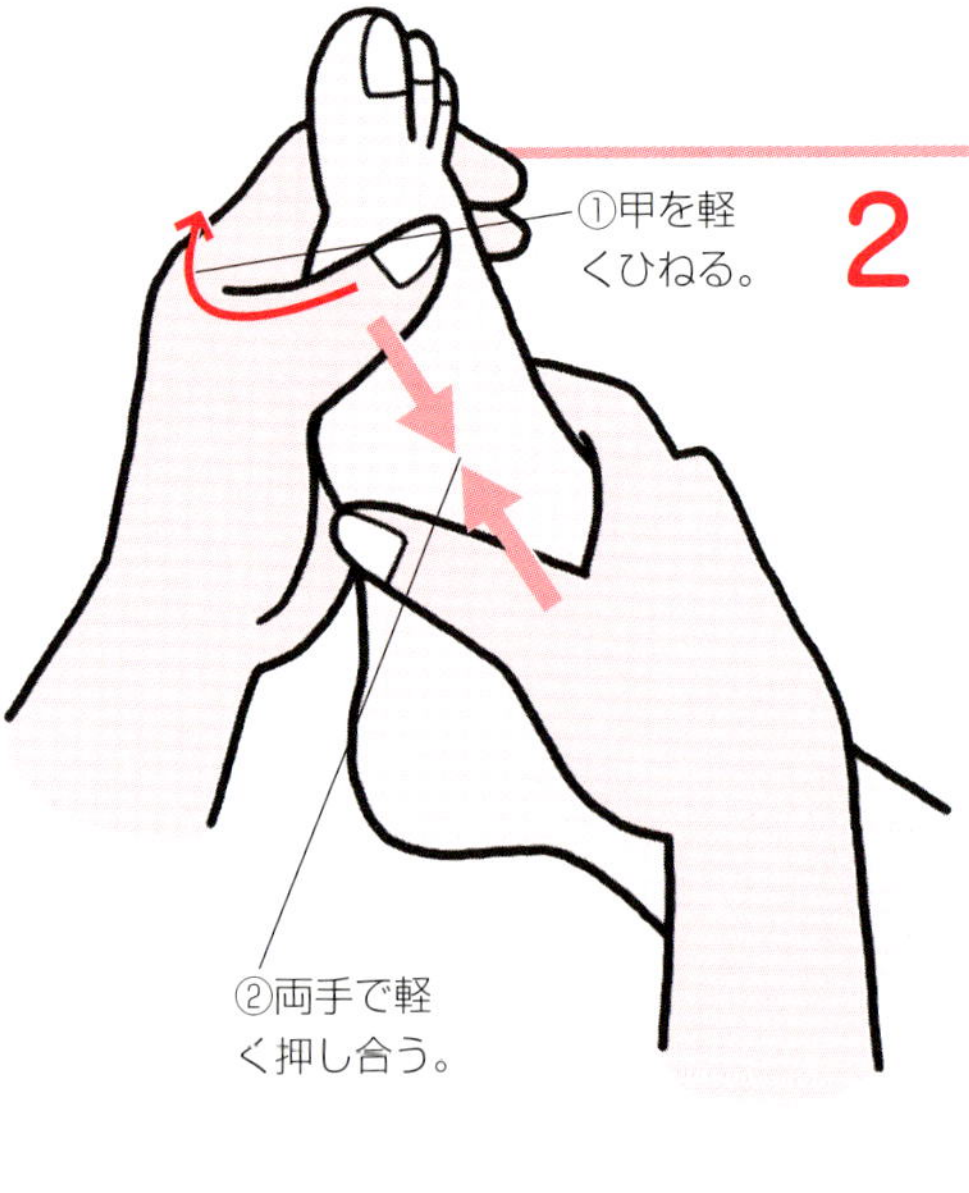

2　左手は足の甲を軽くひねりながらつかむ。この状態のまま両手で軽く10秒押し合う。これを5回行う。左足も同様に行う。

ここがポイント

足の幅はひとさし指を中心に扇状に広がっていきます。ひとさし指に向かって寄せるようにすると効果的です。

10

足のねじれを解消するストレッチ

効　果

●女性に多い外反足《がいはんそく》。外反足になると足がねじれてしまい、それが外反母趾や巻き爪の原因になる。これを改善する効果が期待できる

1　椅子に座り、右足を椅子の座面に乗せて膝を立てる（→P85-1図）。

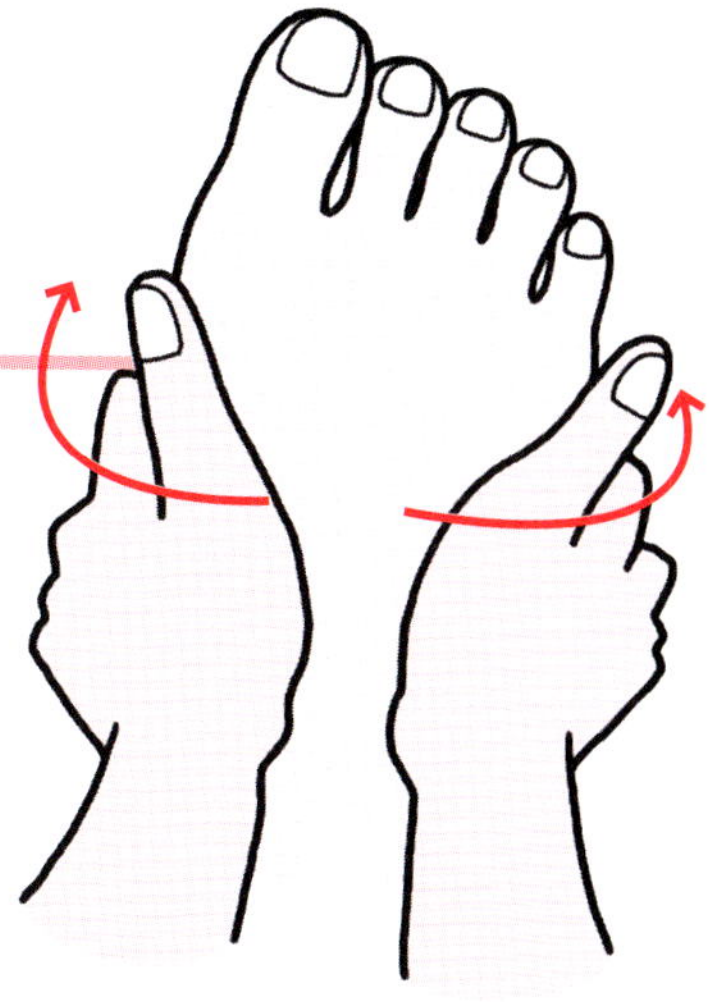

2　左右の手のふくらみ部分を甲にあてる。残りの指は足の裏中央にあて、そこを支点にして左右の手で甲を開く感じにする。

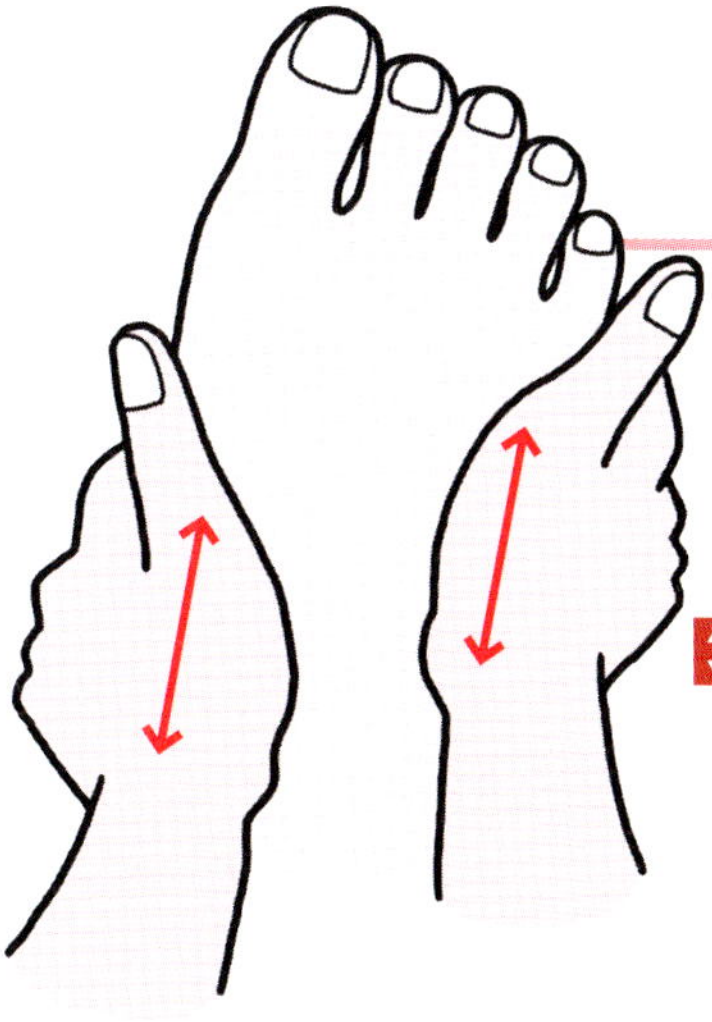

3　2の状態で左右の手を交互にゆっくりと前後させる。これを20回行う。左足も同様に行う。

ここがポイント

足のねじれは足の甲にあるリスフラン関節（→16ページ）とショパール関節部（→16ページ）で起こります。踵《かかと》からひとさし指に向かう線をまっすぐに整えるように行うと効果が出やすくなります。

11

足首を安定させるストレッチ

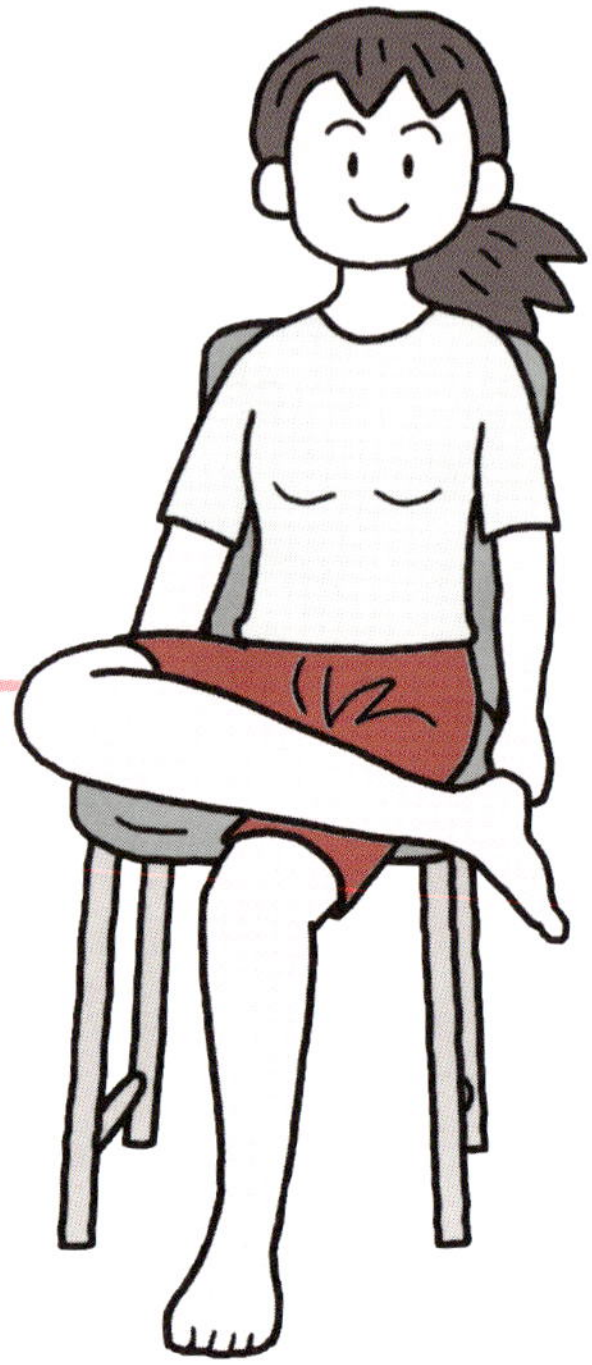

効　果

●足首を安定させ、つま先のつっかかりやすさや外反足を改善しやすくする

1　椅子に座り、右足を左足の太ももの上に乗せる。

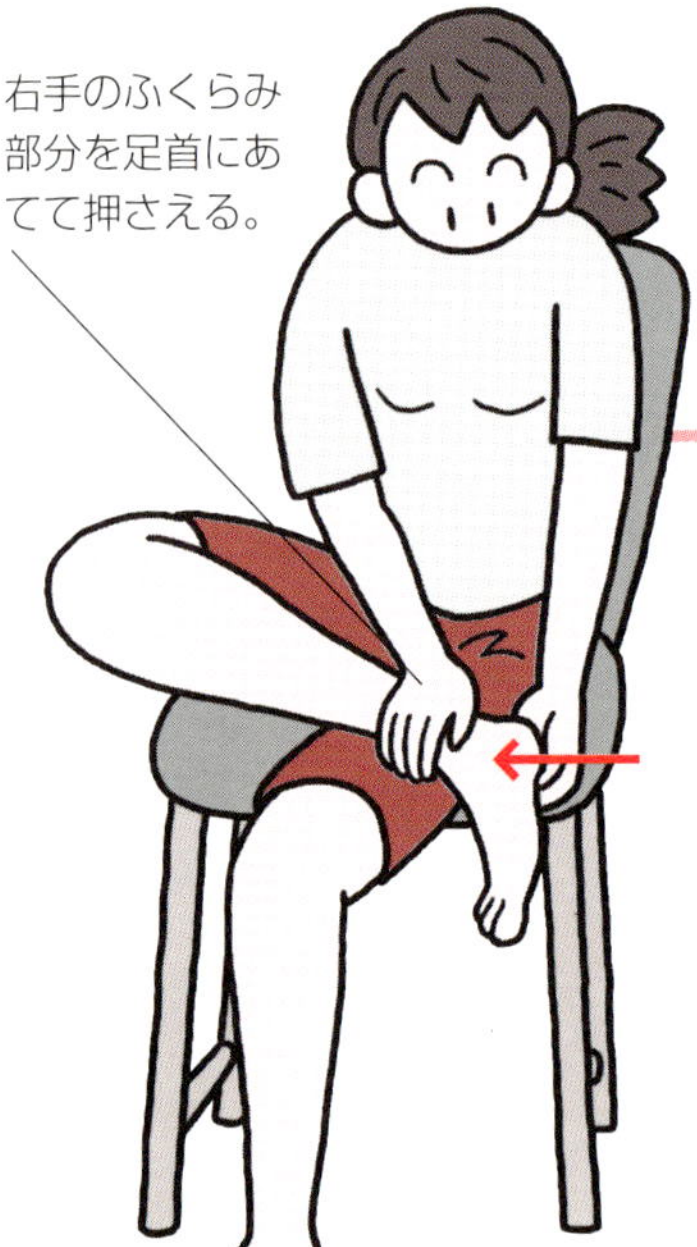
右手のふくらみ部分を足首にあてて押さえる。

2　左手は親指以外の指が外くるぶしの上にくるように踵《かかと》をつかむ。右手で足首を押さえながら、踵が膝の裏と足首を結ぶ線の上にくるように、踵を足首に向かって10秒軽く押しこむ。これを5回行う。左足も同様に行う。

ここがポイント

腓骨筋《ひこつきん》ストレッチ（→94ページ）と組み合わせることで、効果をさらに高めます。

01

母趾外転筋と内転筋のバランス改善

効　果

●親指の動きに協調性を持たせる

1 椅子に座り、足を肩幅に開く。

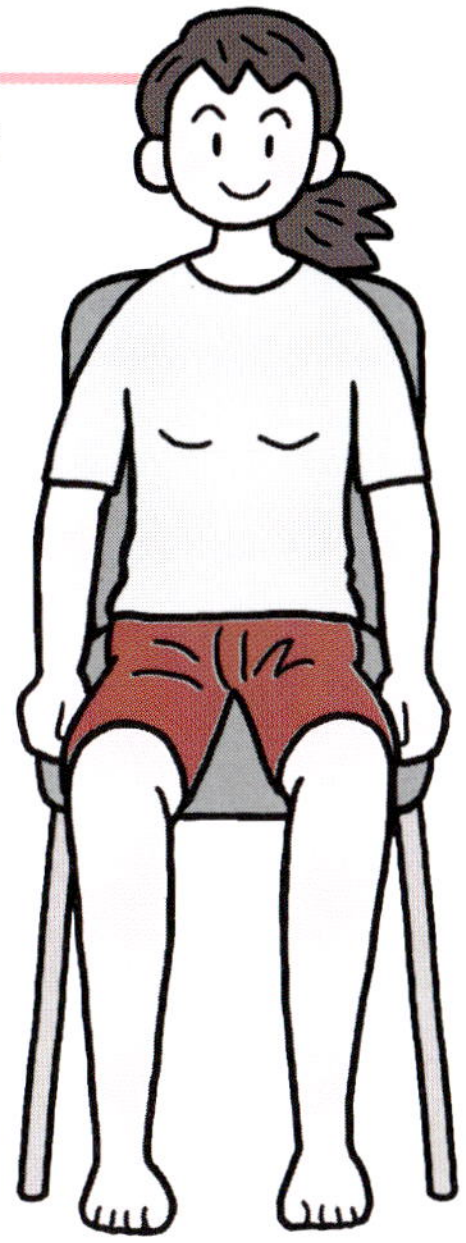

ここがポイント

小指を広げる時に、足の横のアーチ（→17ページ）がつぶれないように注意して行いましょう。左右同時に行うと、動きが雑になりやすいので、片方ずつ行ってください。

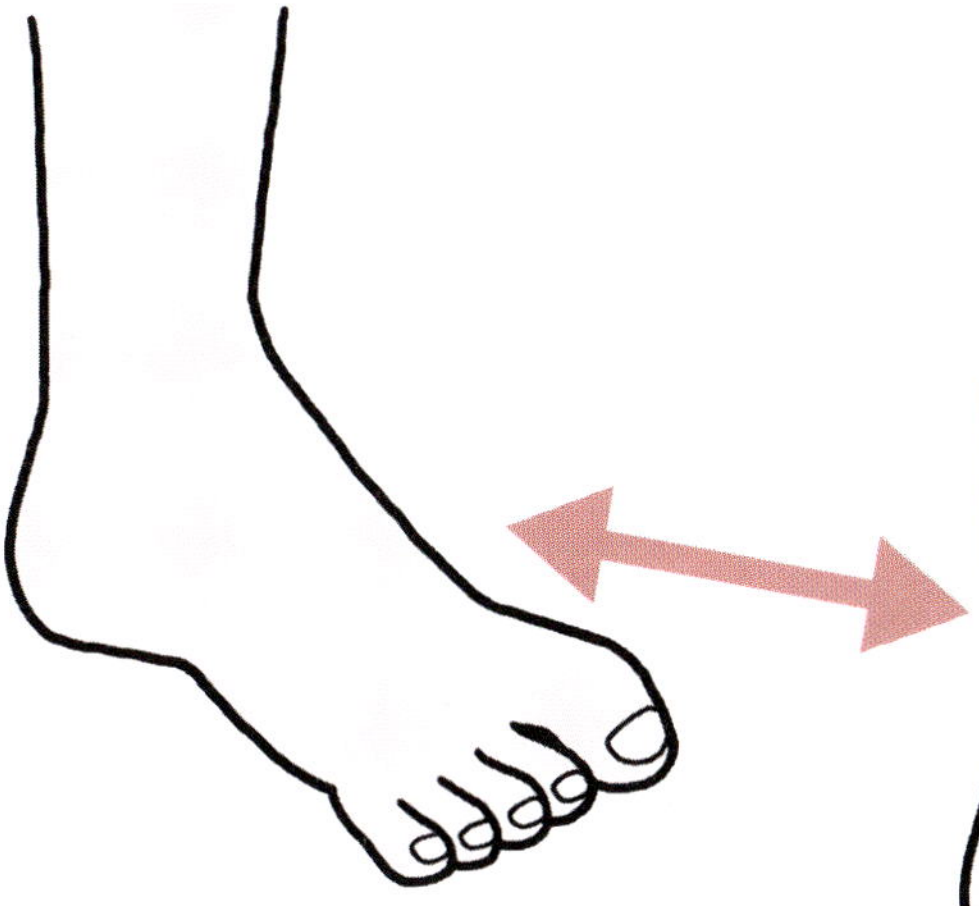

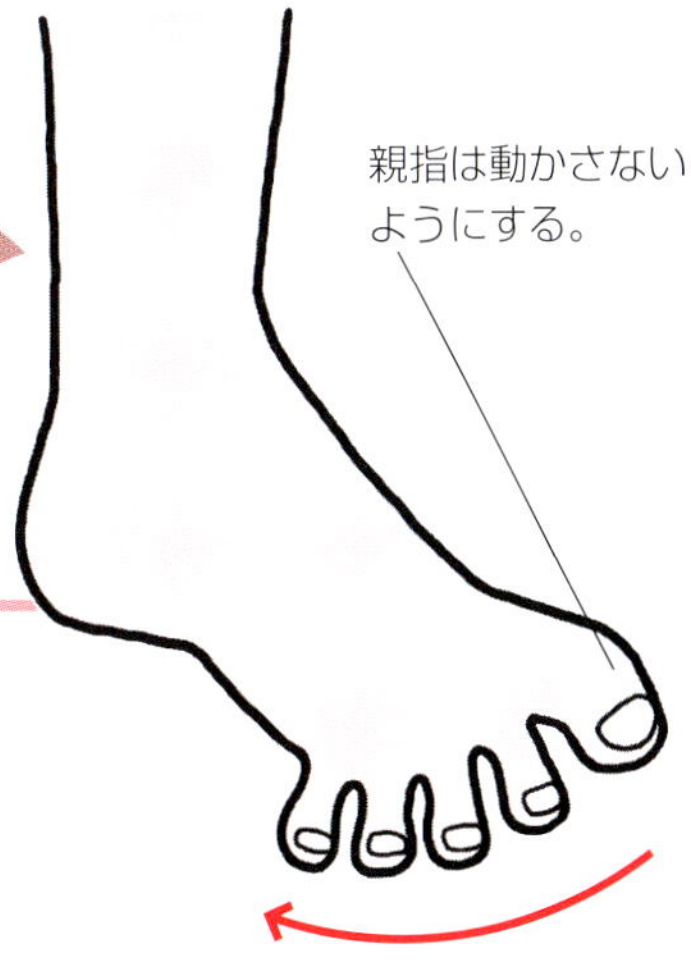

2 右足の親指を軸にして、指でパーをつくる。5秒間開いたらゆっくり戻す。これを5回繰り返す。左足も同様に行う。

02

親指を正しい方向に動かしやすくするストレッチ

効　果

- 親指の付け根に痛みのある方や外反母趾の方は、特にこのストレッチを行うと良い

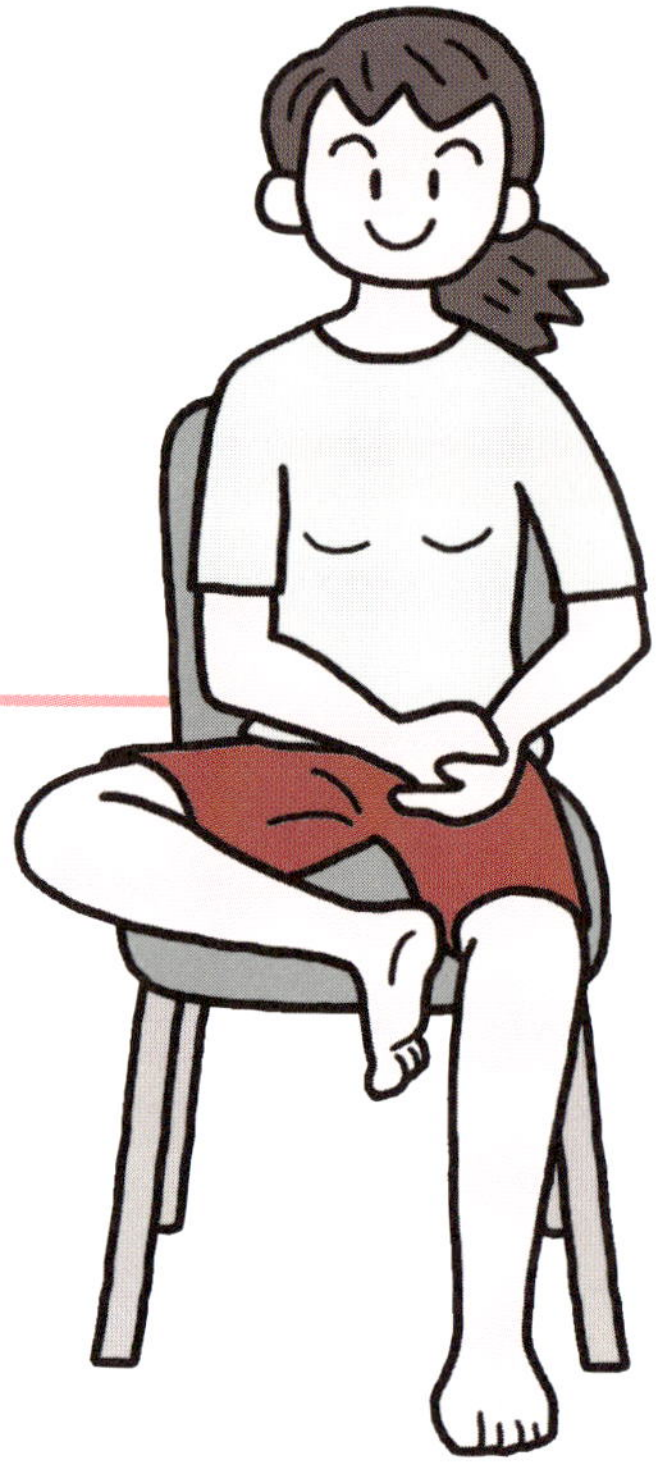

1　椅子に座り、右足を椅子の座面に乗せ、あぐらをかくようにする。

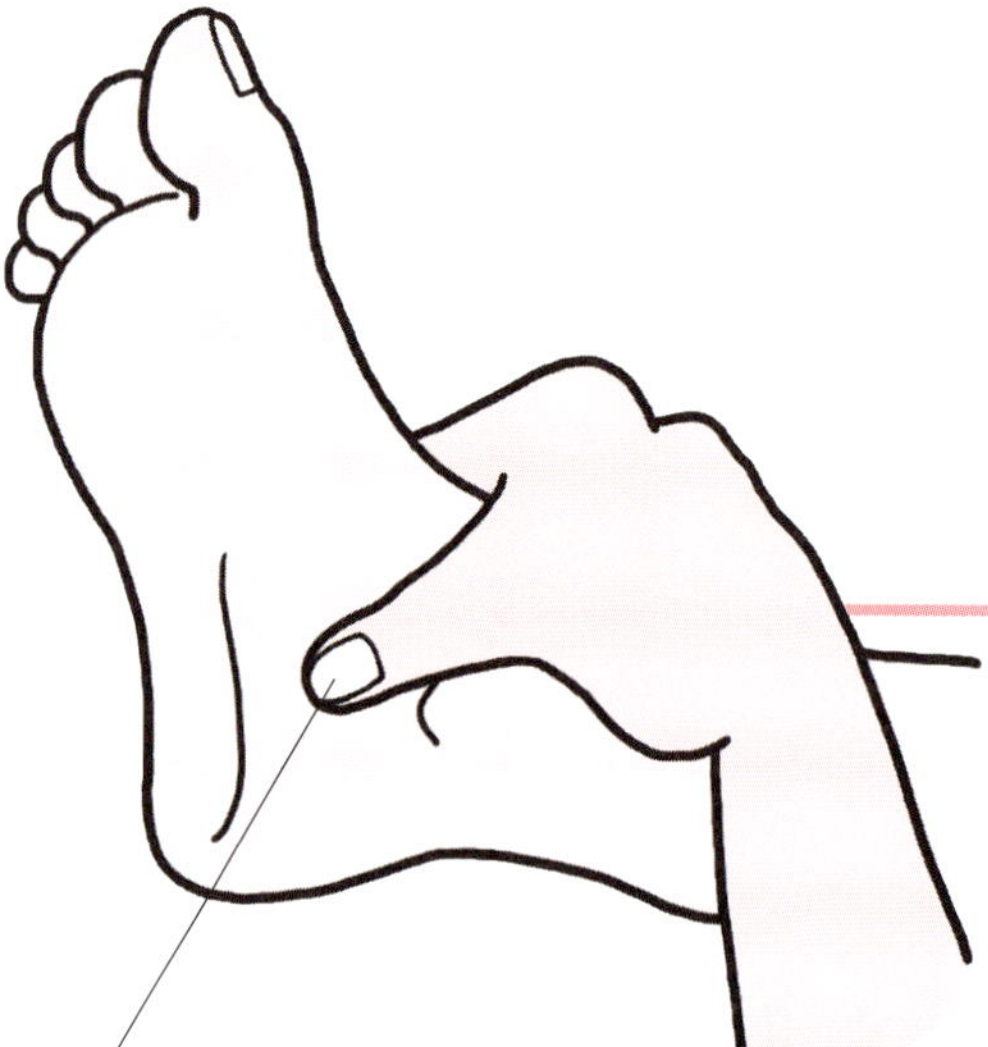

内くるぶしの下にあるくぼみにあてる。

2　内くるぶしから2cmくらい下にあるくぼみに右手の親指をあて、残りの4本の指は足首の前に添える。

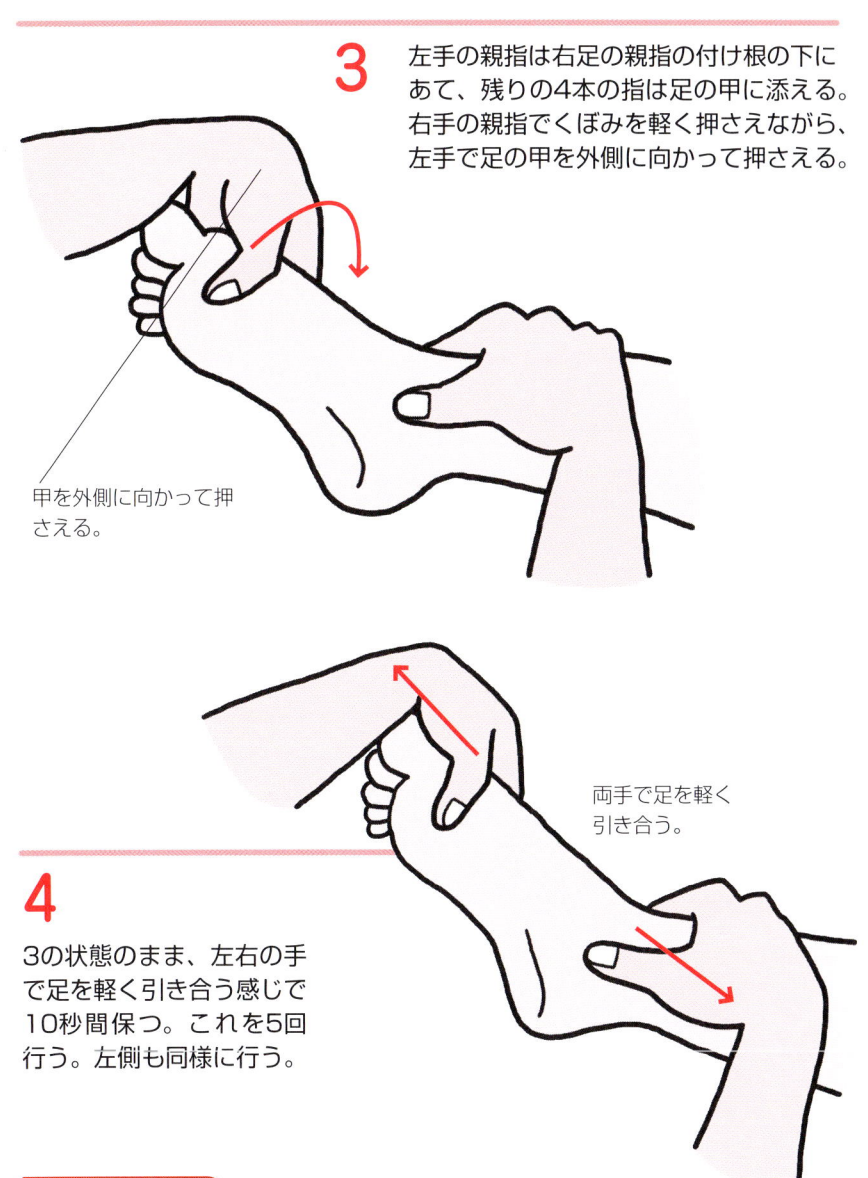

3

左手の親指は右足の親指の付け根の下にあて、残りの4本の指は足の甲に添える。右手の親指でくぼみを軽く押さえながら、左手で足の甲を外側に向かって押さえる。

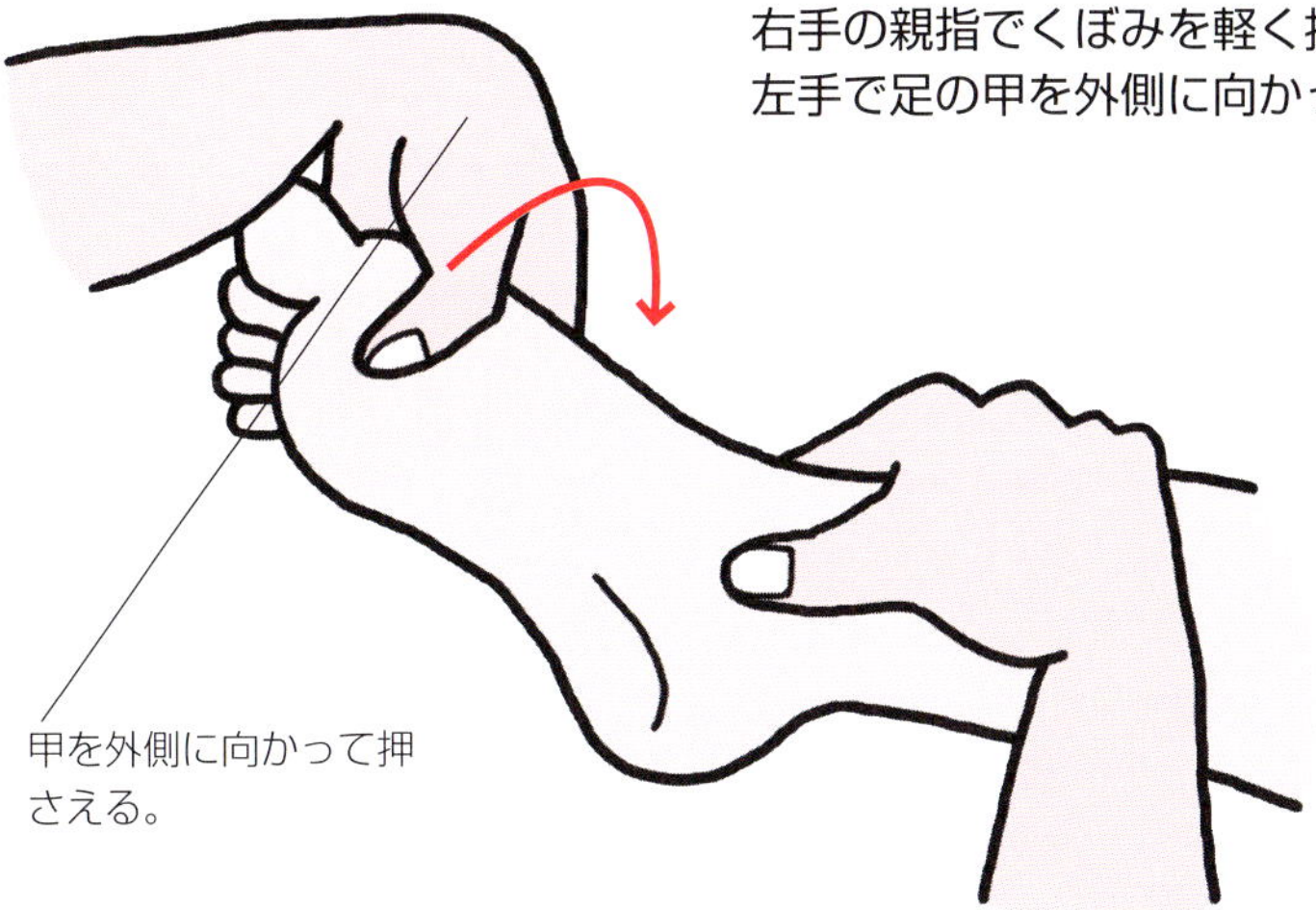

4

3の状態のまま、左右の手で足を軽く引き合う感じで10秒間保つ。これを5回行う。左側も同様に行う。

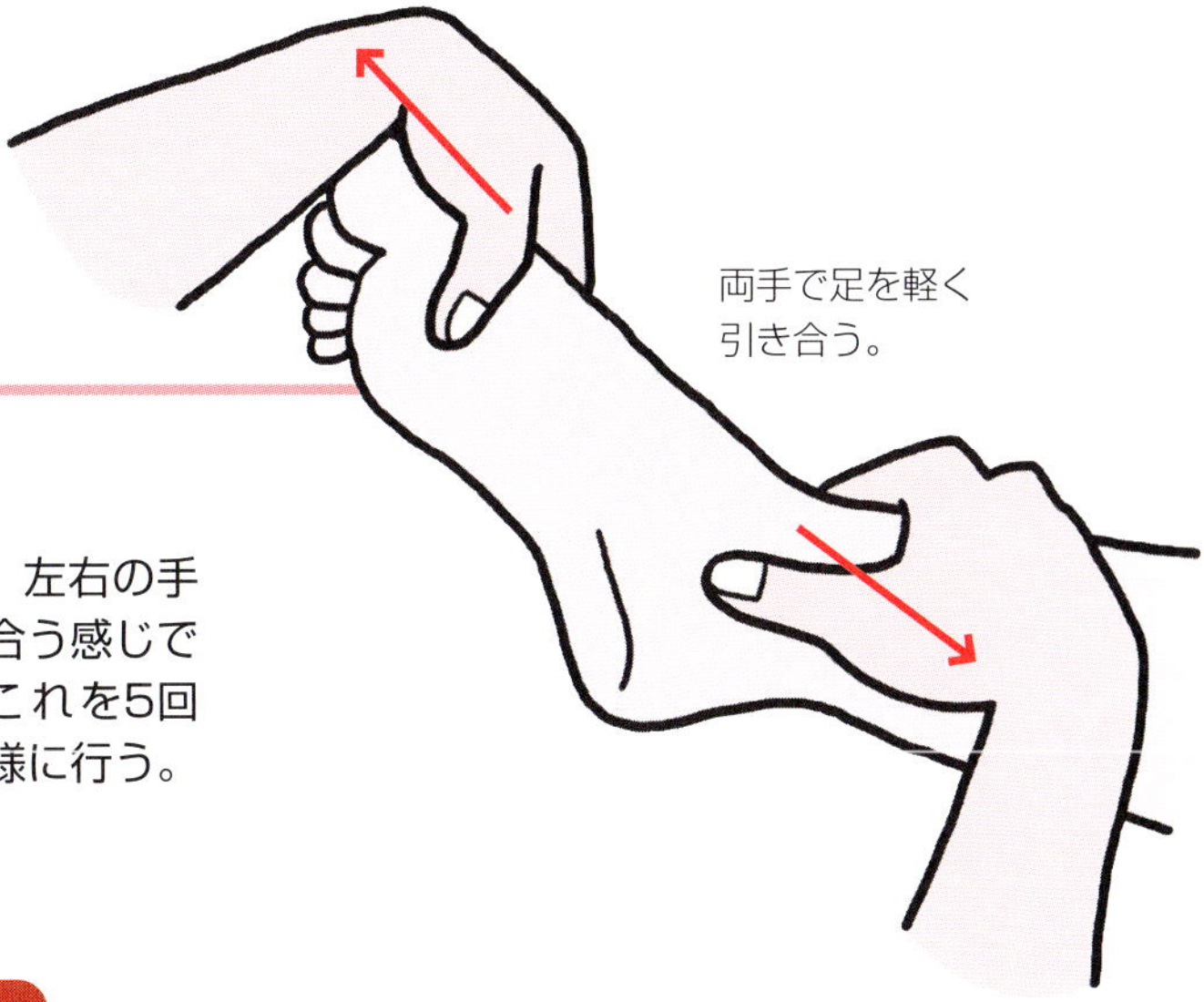

ここがポイント

腱付近を押さえると痛みを感じることがあります。この時は力加減に注意して痛みが起きないように行ってください。

03

腓骨筋ストレッチ

効　果

●足首を安定させる

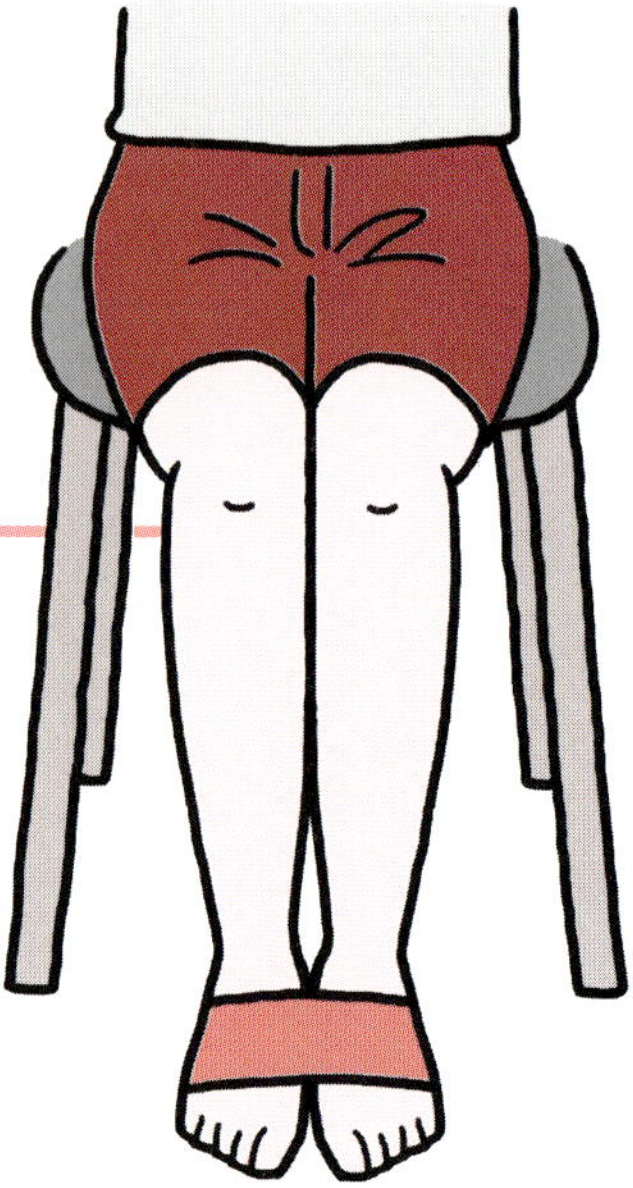

1　5cm幅のゴムひもを用意する（ストッキングの使い古しでもよい）。脚を揃えて椅子に座る。ゴムひもは、小指に掛からないように、ゆるめに両足を結う。

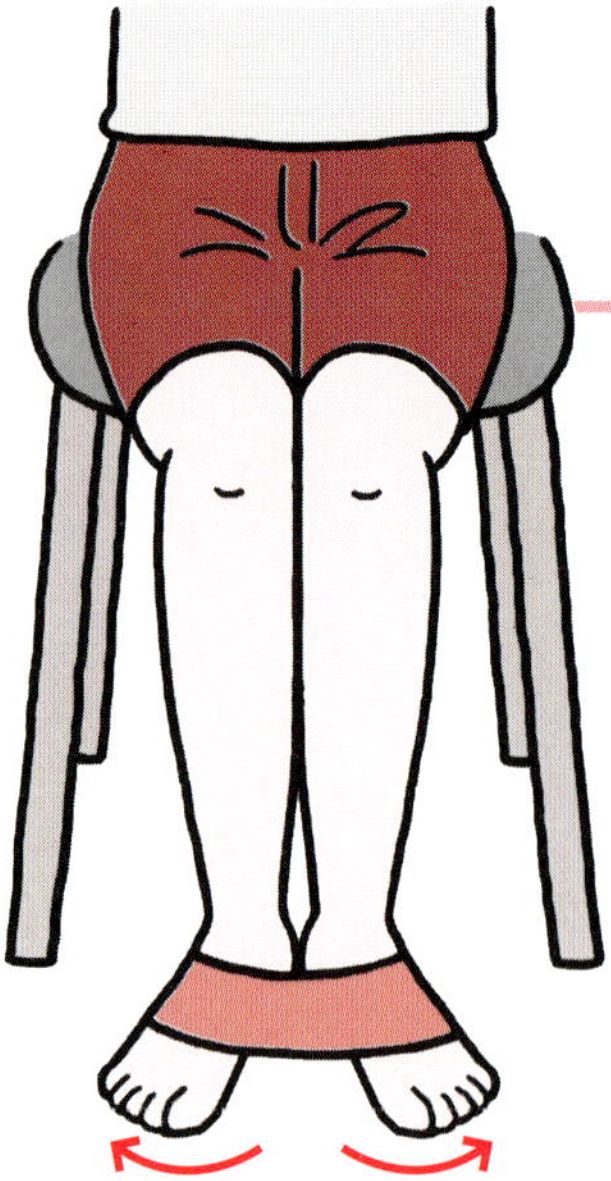

2　両足の踵《かかと》と膝が離れないようにゆっくりとつま先を広げる。十分つま先を開いたらゆっくりと戻す。これを5回行う。

ここがポイント

行う際に、両足の踵と膝が離れないように注意してください。

04

Homan体操

効　果

- 親指のインナーマッスルを強化する

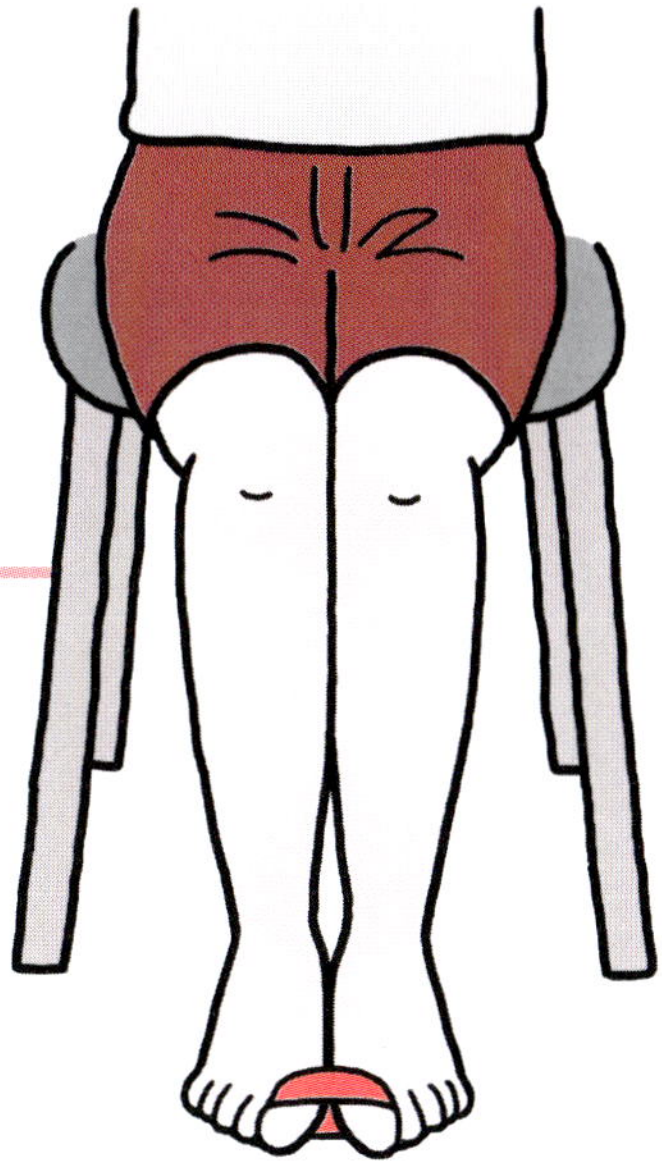

1 2cm幅のゴムひもを用意する（ストッキングの使い古しでもよい）。脚を揃えて椅子に座る。ゴムひもで、両足の親指同士をゆるめに結う。

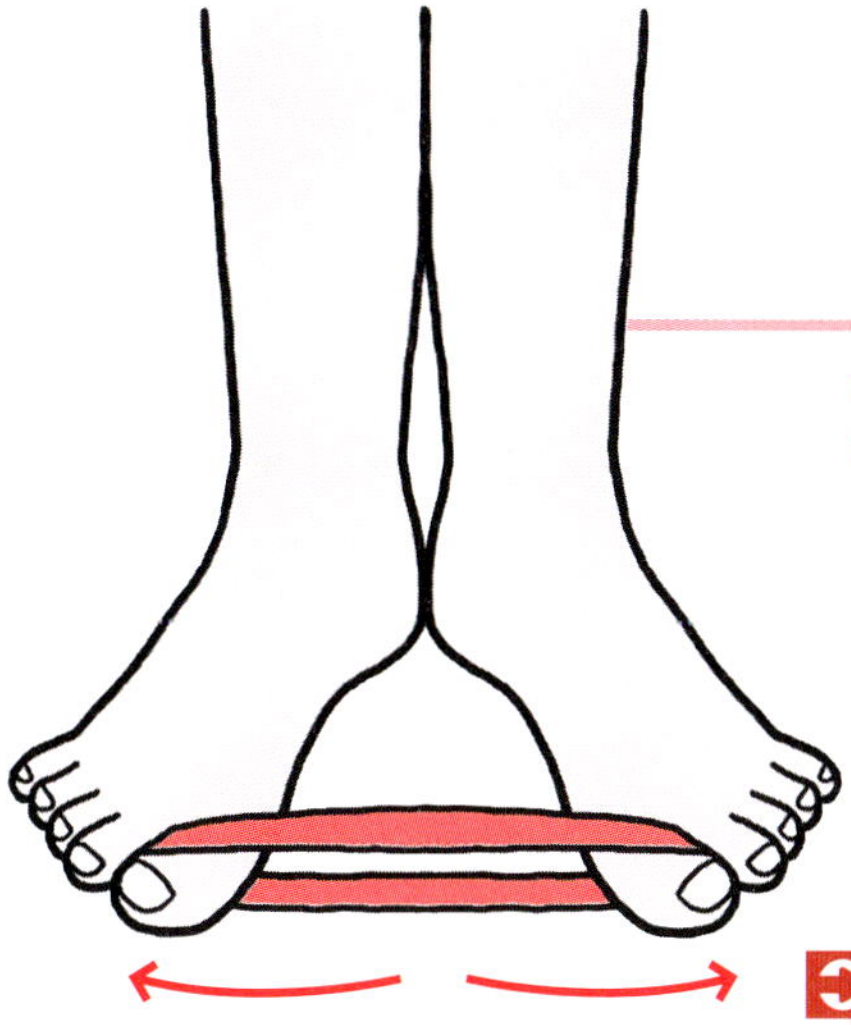

2 両足の踵と膝が離れないようにゆっくりとつま先を広げる。十分つま先を開いたらゆっくりと戻す。これを5回行う。

ここがポイント

行う際に、両足の踵と膝が離れないように注意してください。

05

足底筋体操

1 椅子に座り、母趾外転筋と内転筋のバランス改善（→91ページ）を行う。

2 次に指を開いてパーにしたり、グーにしたりするのを5回行う。左足も同様に行う。

効　果

- 親指の動きを滑らかにする
- ウィンドラス機構（→16ページ）を整える

ここがポイント

小指を広げる時に、足の横のアーチ（→17ページ）がつぶれないように注意して行いましょう。左右同時に行うと動きが雑になりやすいので、片方ずつ行ってください。

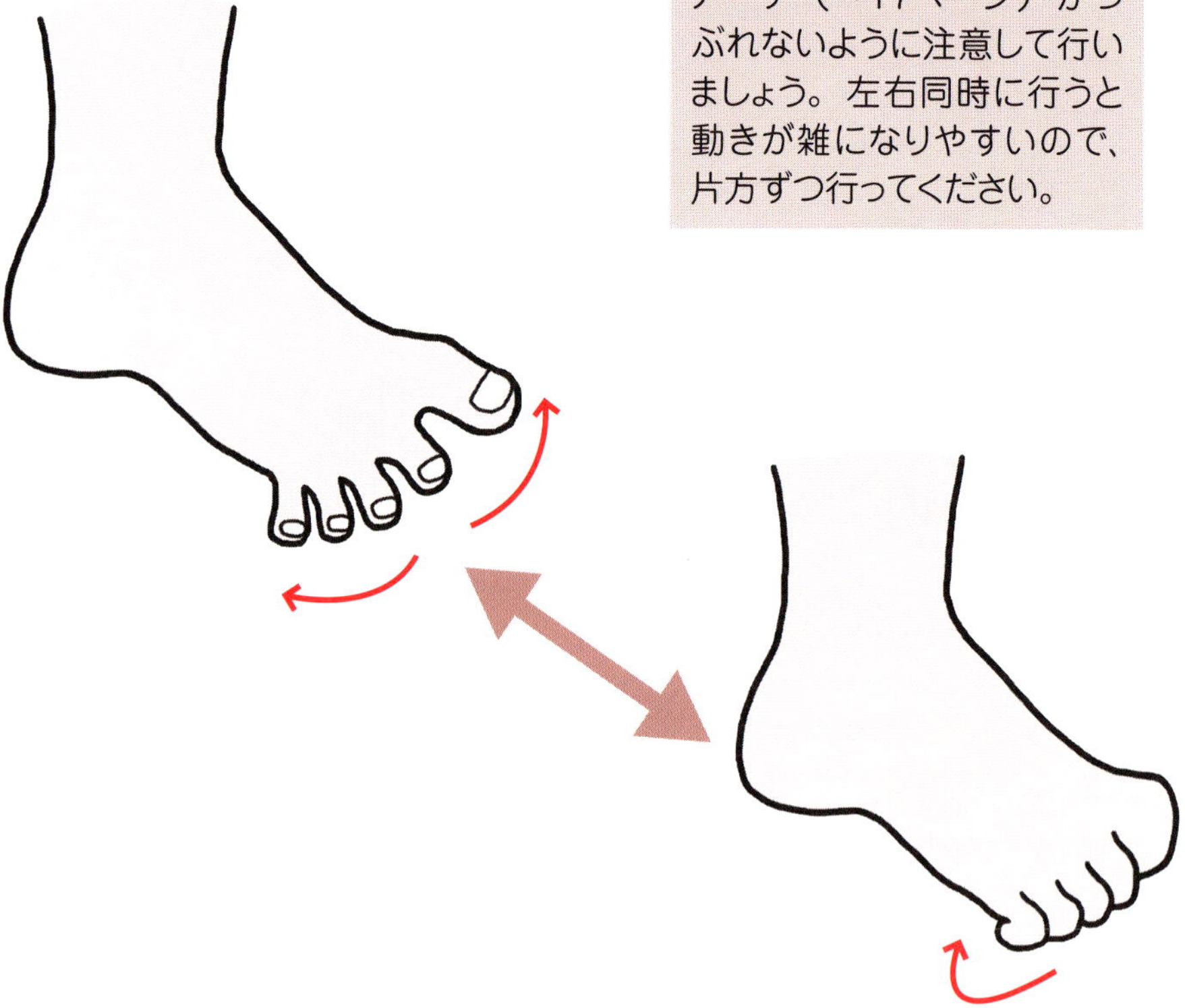

06

足の骨間筋体操

効　果

- 足の甲の持つ作用（足の安定、姿勢の調節、足にかかる衝撃の分散など）を働きやすくする

1　椅子に座り、足を肩幅に開く。つま先は前を向くようにする（→P91-1図）。

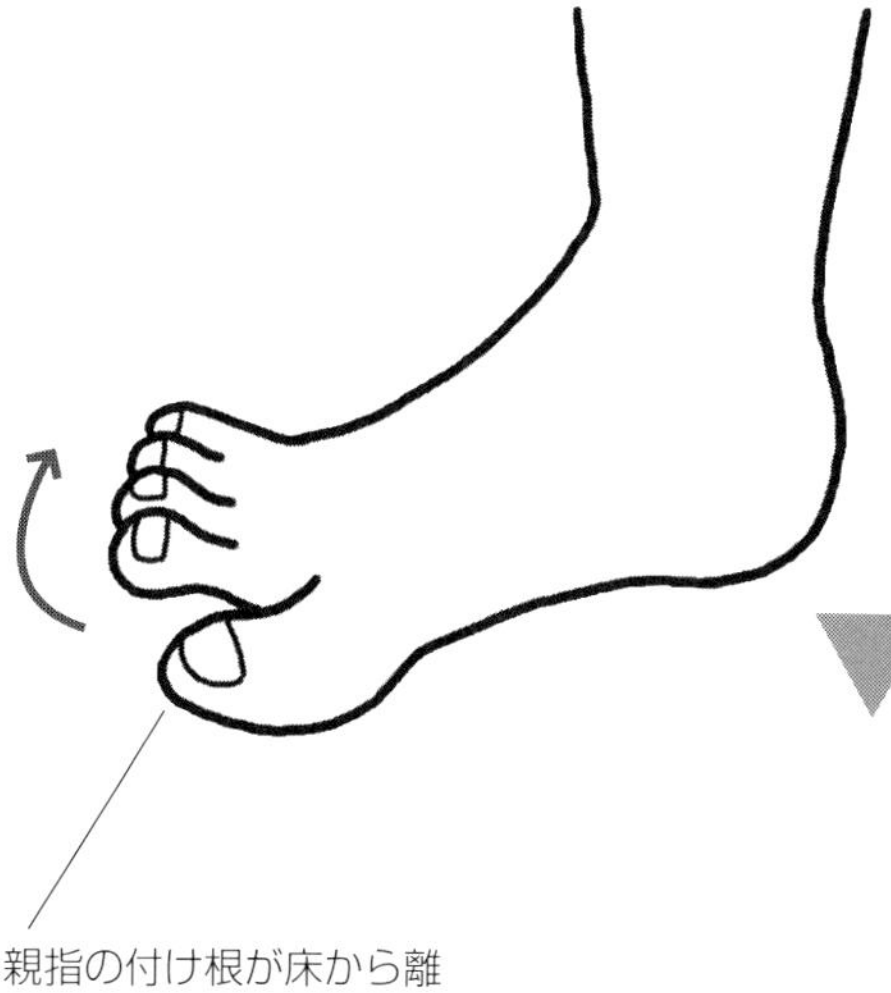

2　右足の親指を床につけたまま、残りの4本の指を床から浮かせる。4本の指をゆっくりと戻し、今度は親指を浮かせる。これを5回繰り返す。左足も同様に行う。

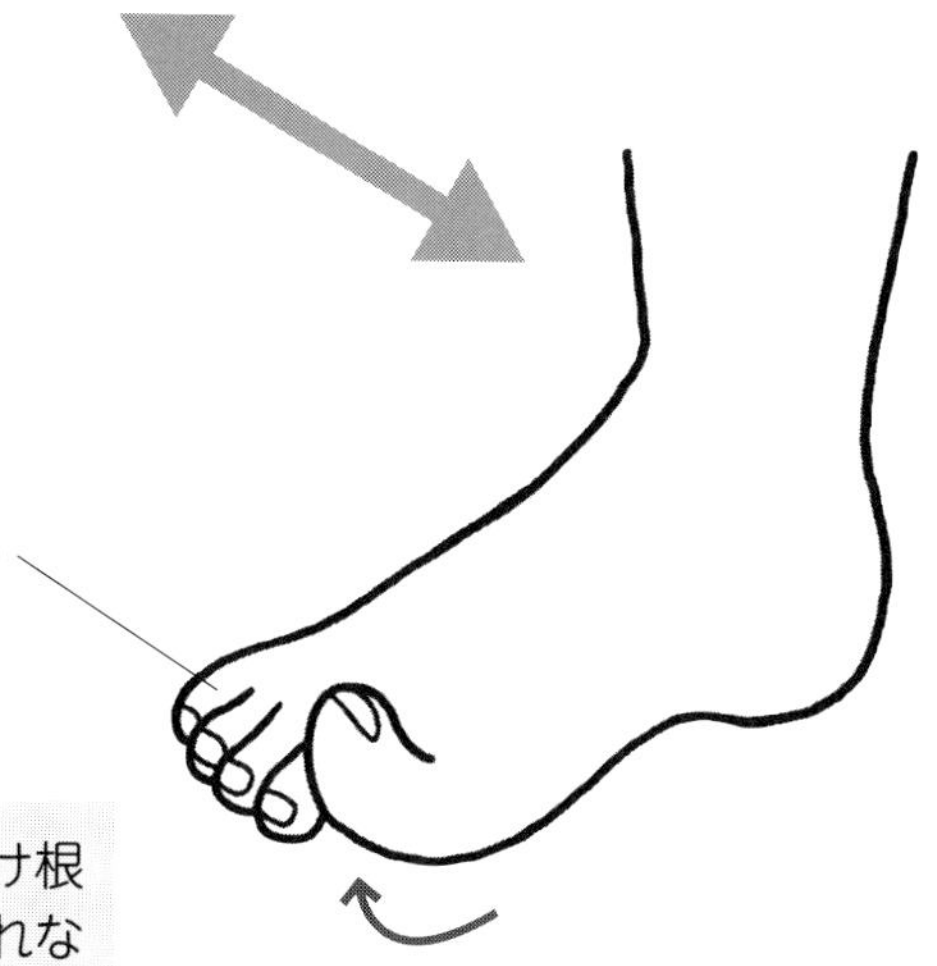

ここがポイント

指の運動の際に、親指の付け根と小指の付け根が床から離れないように注意して行います。

アウターマッスルストレッチ

アウターマッスルとはインナーマッスルの助けを借りて、より強い運動を行う時に使う筋肉です。足のアウターマッスルは運動のために瞬発力を生む筋肉と、姿勢を長く維持するための筋肉の2つに大別されます。今回はそれぞれ2つのストレッチを紹介します。

立ち方の改善が足への負担を減らす鍵

足には大切なウィンドラス機構というものがあります。つま先（特に親指）を立てると土踏まずが持ち上がるようにできており、これが歩行時のバネとなり推進力を生むのです。

そして、外反母趾の人に多い外反足《がいはんそく》（↓13ページ）を制する筋肉の1つが前《ぜん》脛骨筋《けいこつきん》（↓17ページ）です。特にこの2つが強化されることによって症状を軽減することができます。

次に、立つ時に働く筋肉の1つが腓腹《ひふく》筋《きん》（ふくらはぎの筋肉）。膝を伸ばそうと働き、最小限の筋力で立てるようにしてくれます。この筋肉をストレッチすることで立ち方が改善しやすくなります。

また、これに合わせて大腿《だいたい》二《に》頭筋《とうきん》のストレッチ（↓１０２ページ）を行うと更に膝の使い方が改善しやすくなります。立ち方の改善が足にかかる負担を大幅に減らすための鍵となっていますから、これらのアウターマッスルストレッチは積極的に取り組んでください。

できれば最初のうちは週に3〜4回は行ってください。筋力は短期間で付けたものほど短期間で落ちやすいという性質を持っています。最初にがんばりすぎるよりは適度に行い、次第に間隔を空けていくというのが好ましいといえます。

01

つま先立ちストレッチ

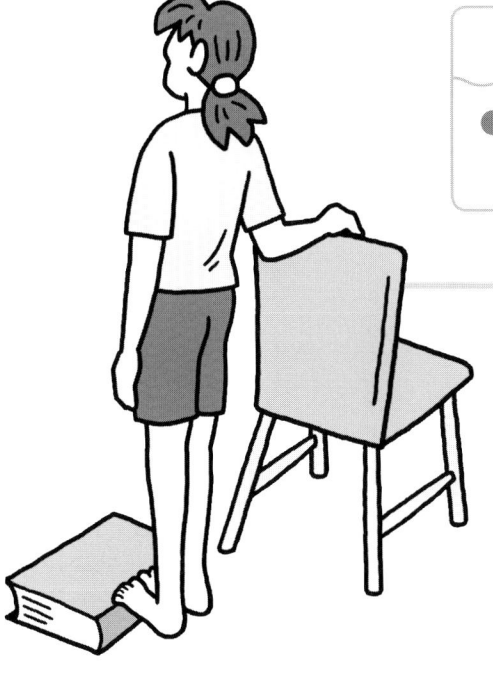

効　果

●ウィンドラス機構を強化し足の機能を高める

1

厚手の本（5cmくらい）を用意する。両足のつま先を本の上に乗せる。椅子の背もたれを持ち、上体がぐらつかないようにする。

2

ゆっくりつま先立ちになり、10秒間保つ。10秒たったらゆっくり踵《かかと》を下ろす。これを5回行う。階段を利用してもよい。行う際には足が滑って転落しないように注意すること。

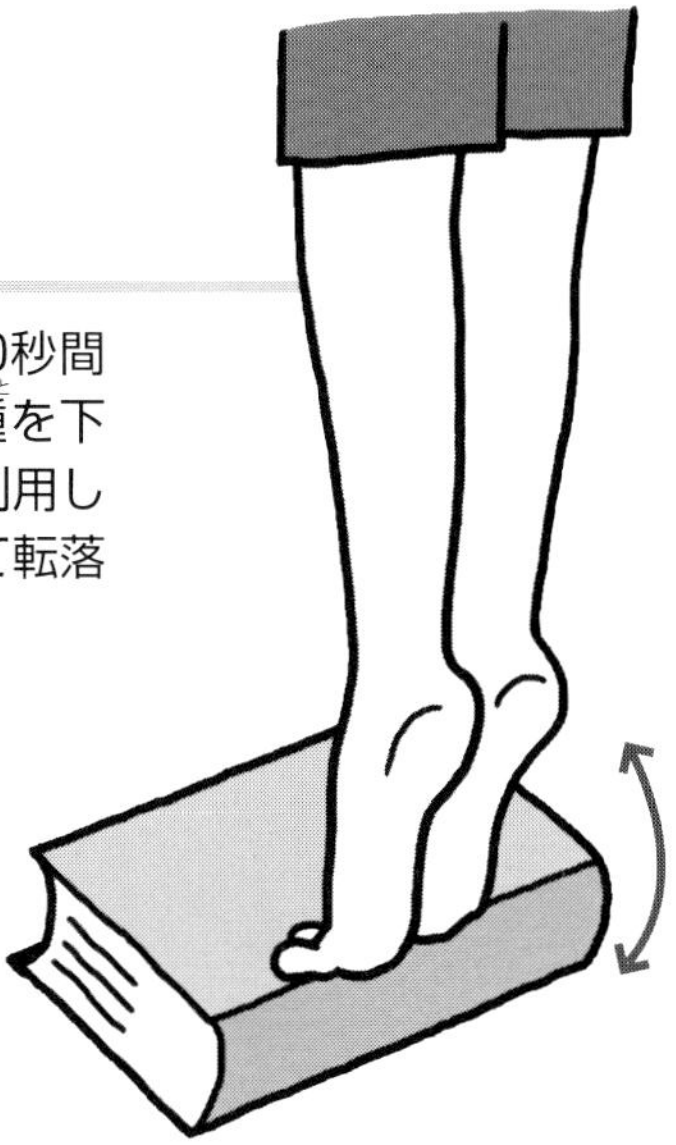

ここがポイント

両足を揃えて行い、つま先が開かないように注意しましょう。ただし、ハイアーチ（→38ページ）の方は行わないようにします。

02

前脛骨筋ストレッチ

効　果

- 土踏まずをつくる
- 外反足の改善が期待できる

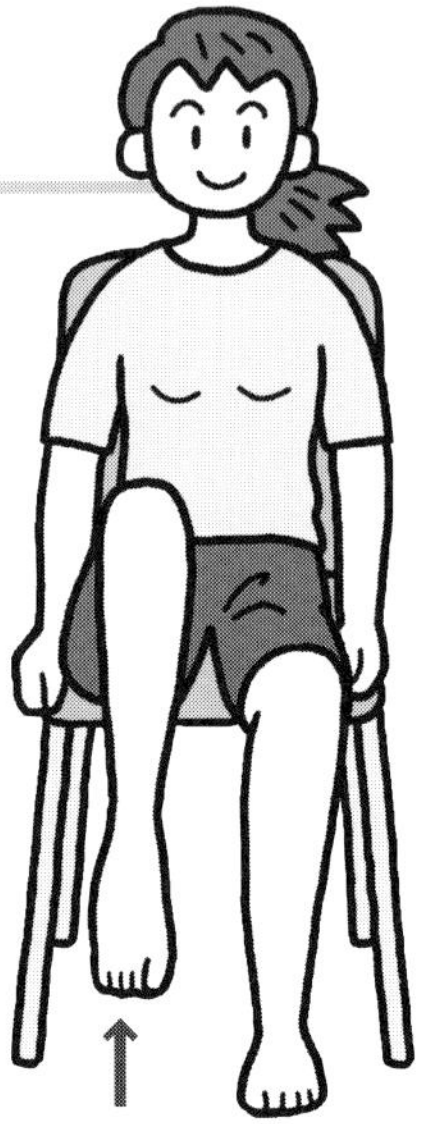

1

椅子に座り、右足を軽く持ち上げる。

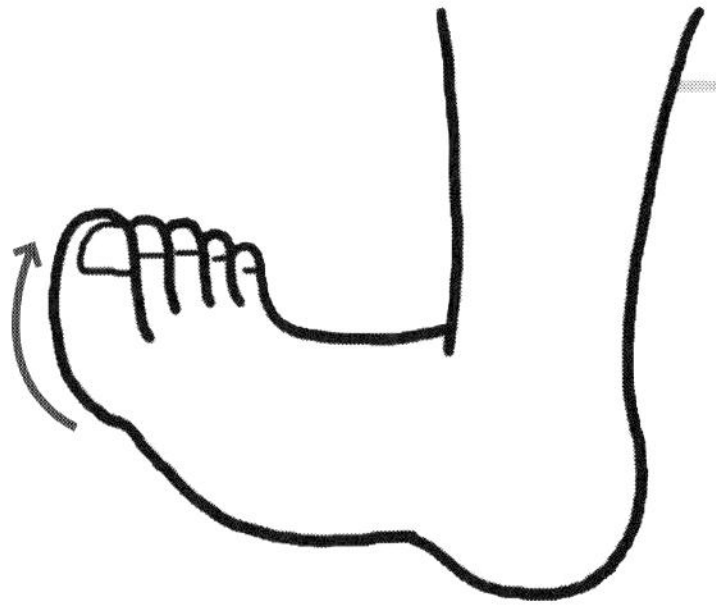

2

つま先をゆっくりと立て、10秒間保つ。

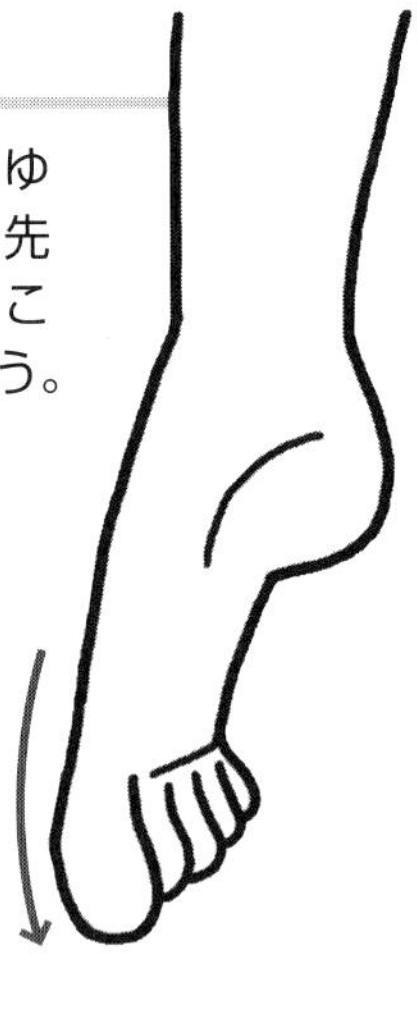

3　10秒経過したら、今度はつま先をゆっくりと伸ばしていく。10秒つま先を伸ばしたら再度つま先を立てる。これを5セット行う。左足も同様に行う。

ここがポイント

ストレッチの際に、膝・足首・ひとさし指が一直線上に並ぶように意識して行います。

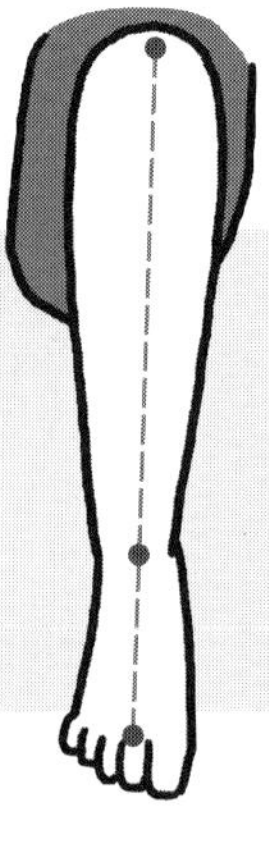

03

腓腹筋ストレッチ

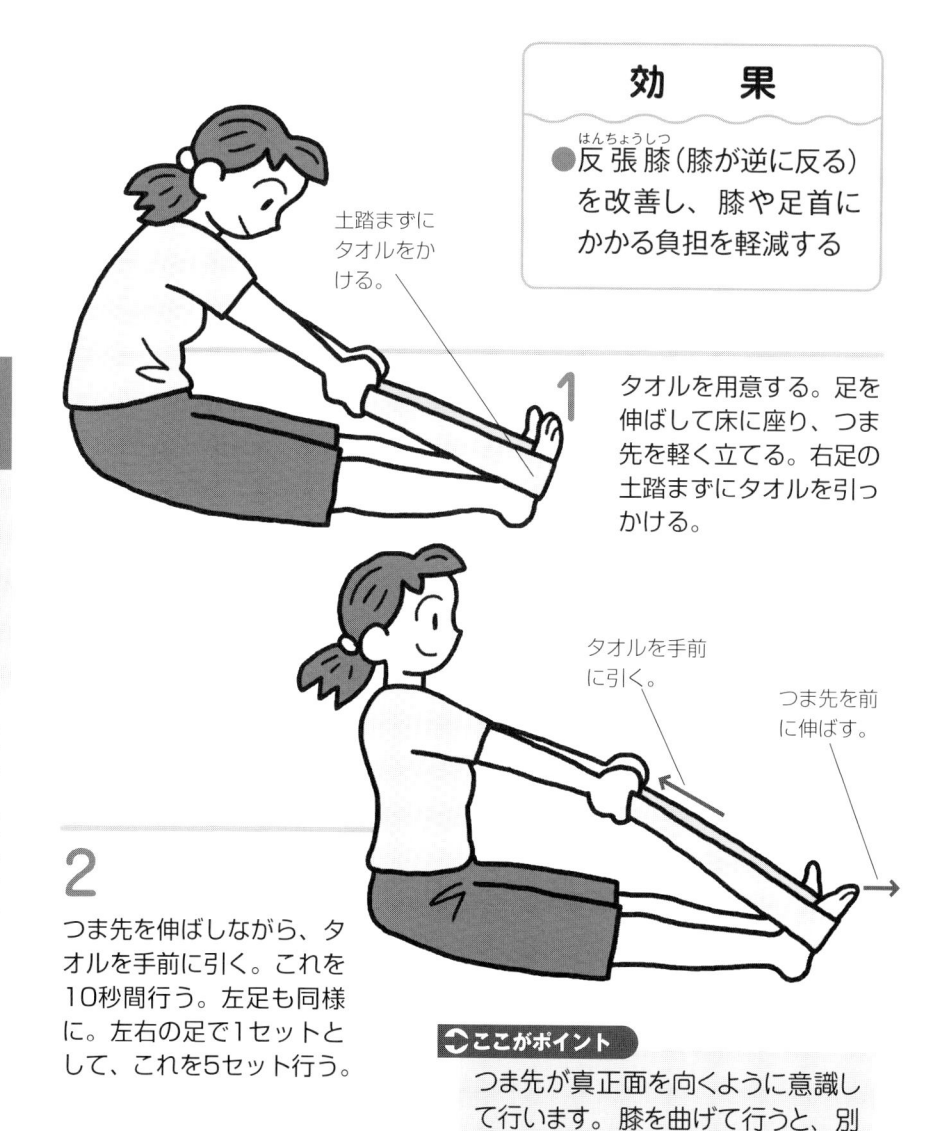

効　果

●反張膝《はんちょうしつ》（膝が逆に反る）を改善し、膝や足首にかかる負担を軽減する

1

タオルを用意する。足を伸ばして床に座り、つま先を軽く立てる。右足の土踏まずにタオルを引っかける。

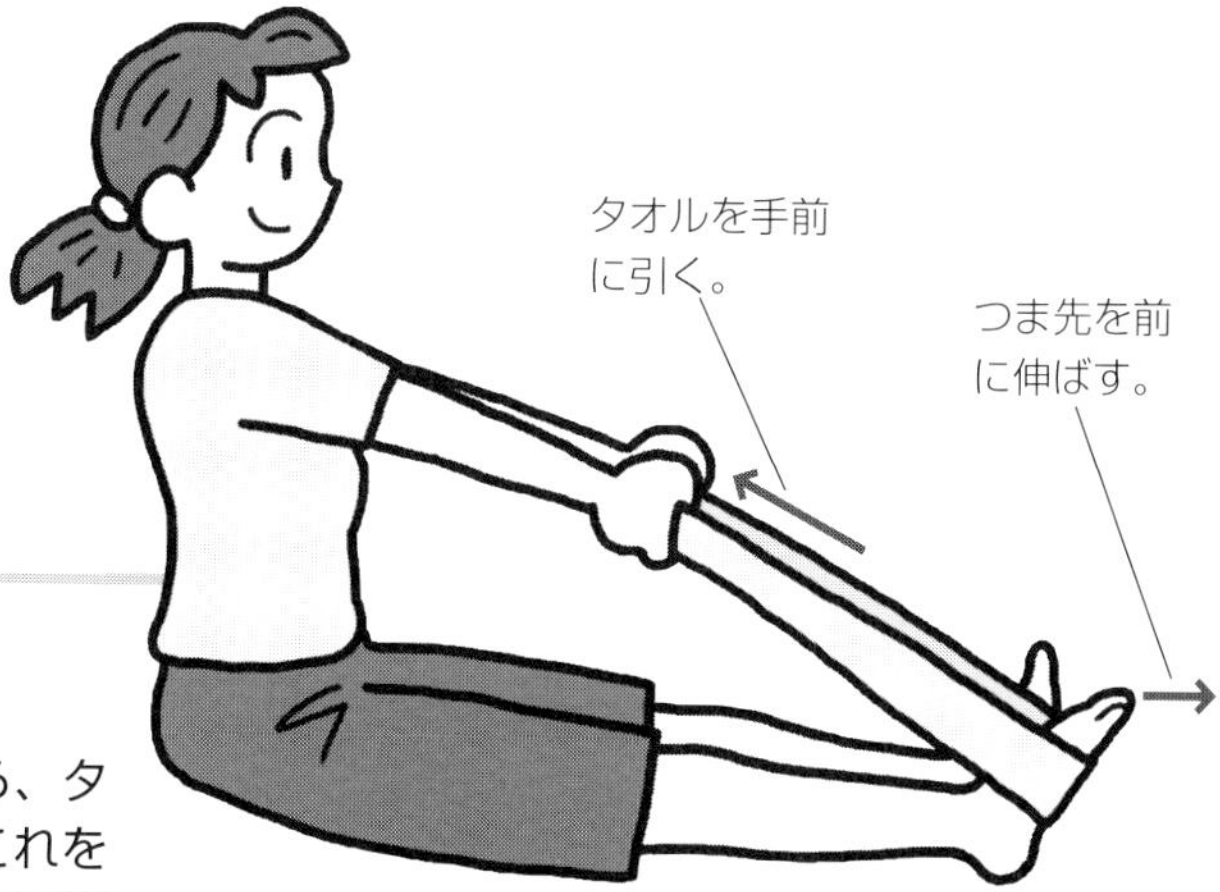

2

つま先を伸ばしながら、タオルを手前に引く。これを10秒間行う。左足も同様に。左右の足で1セットとして、これを5セット行う。

ここがポイント

つま先が真正面を向くように意識して行います。膝を曲げて行うと、別な筋肉のストレッチになるので注意しましょう。

04

膝を安定させる大腿二頭筋ストレッチ

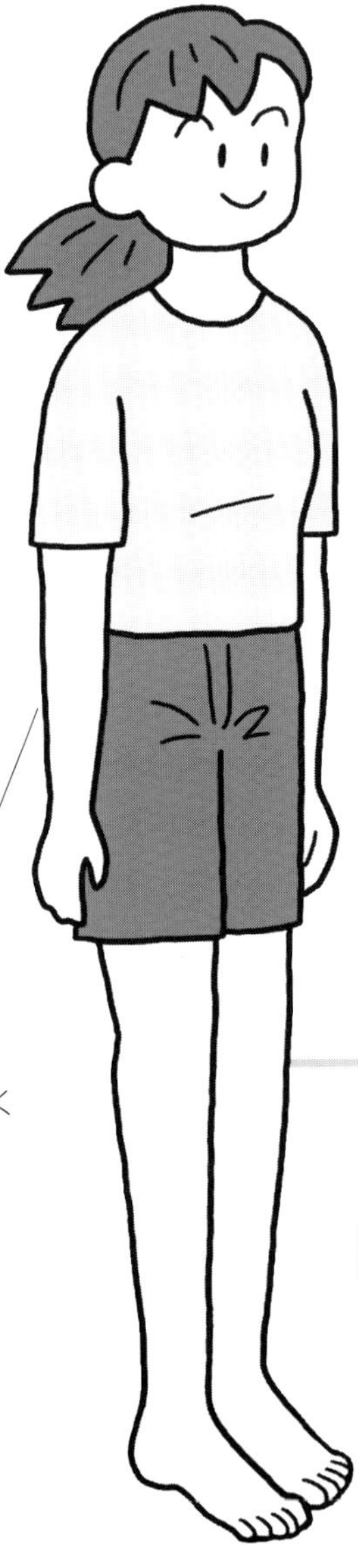

肛門を軽く締める。

効　果

●膝の使い方を改善し、歩行の癖を解消しやすくする

大腿二頭筋は太ももの裏の筋肉

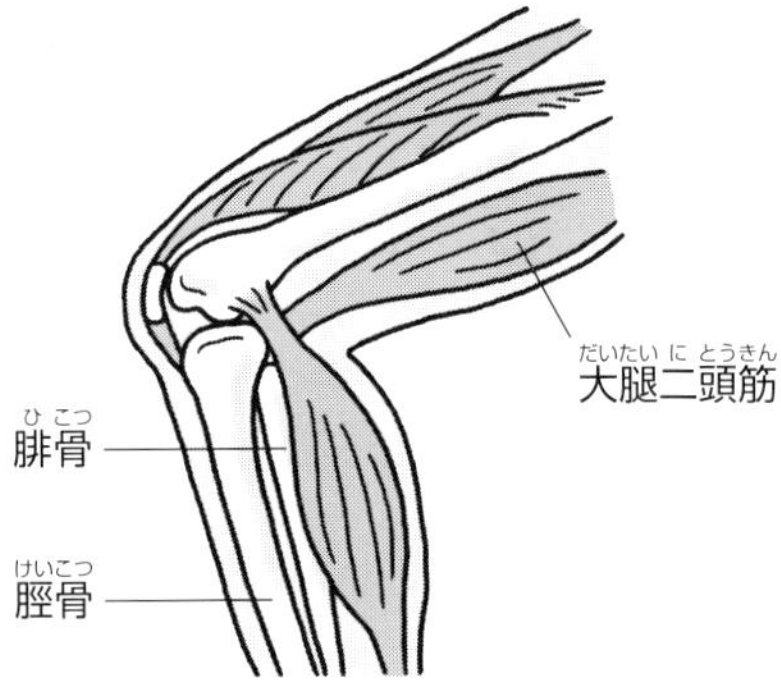

1　足を揃えて立ち、肛門を軽く締める。

ここがポイント

肛門を軽く締めることによって、股関節にかかる負担を軽減できます。貧血のある方は、上半身を急に起こすとふらつくことがあるので、ゆっくりと起こしましょう。

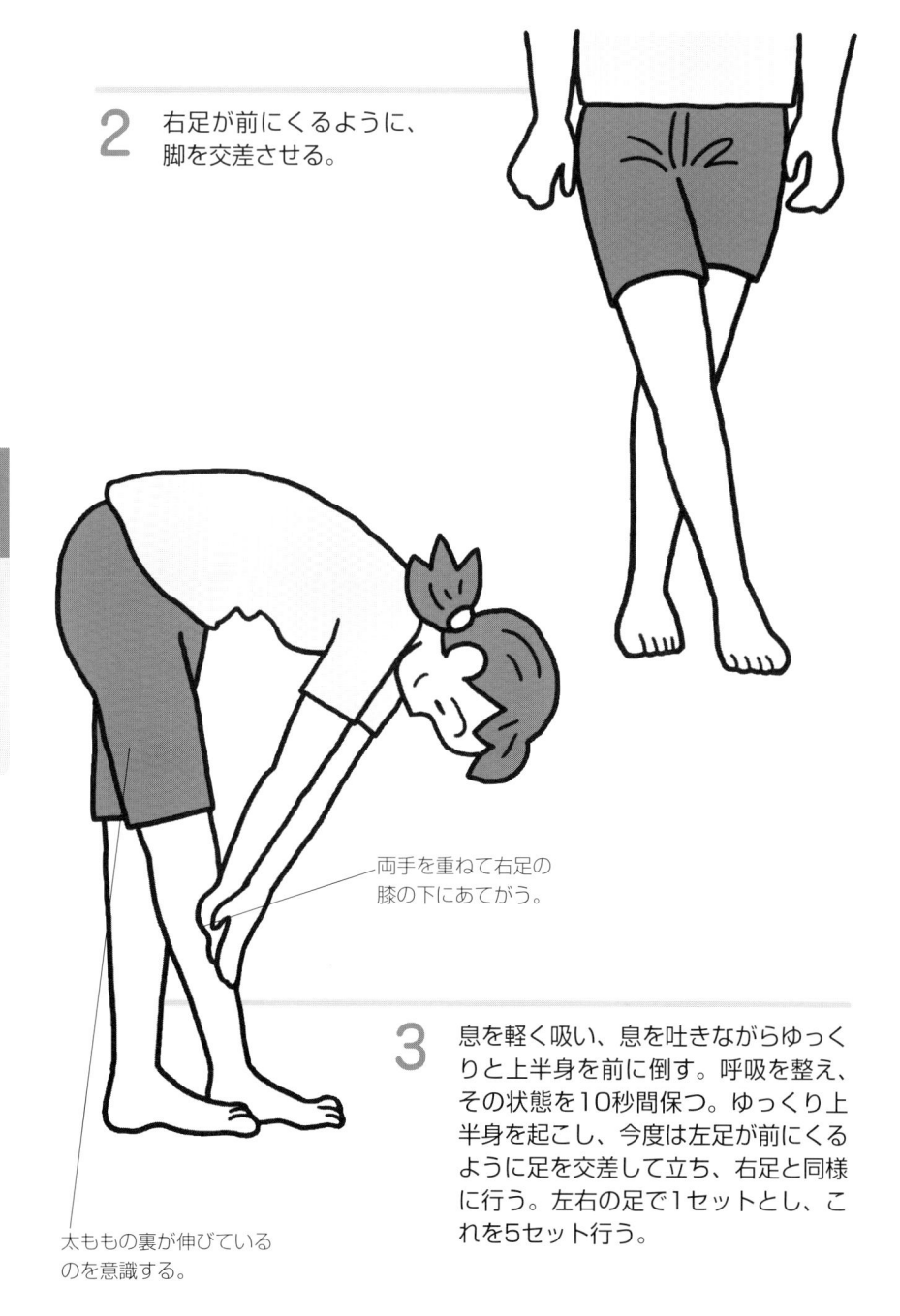

2 右足が前にくるように、脚を交差させる。

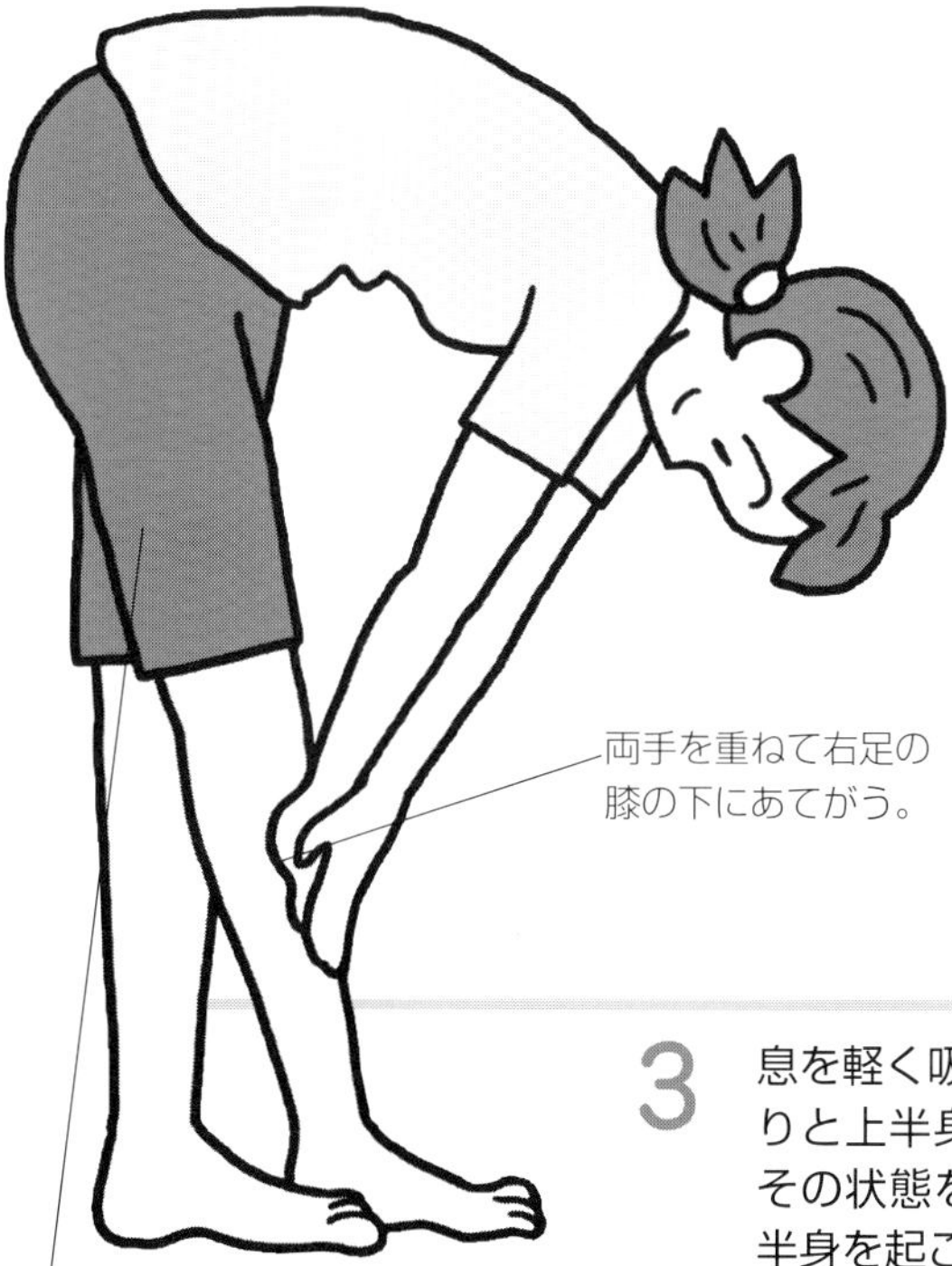

3 息を軽く吸い、息を吐きながらゆっくりと上半身を前に倒す。呼吸を整え、その状態を10秒間保つ。ゆっくり上半身を起こし、今度は左足が前にくるように足を交差して立ち、右足と同様に行う。左右の足で1セットとし、これを5セット行う。

column

外反母趾は第1中足骨の内反の改善が重要

“外反母趾のケア”と聞くと多くの方は親指のケアと思うようです。

フットケア売り場にある外反母趾用のグッズを見てみますと、親指とひとさし指の間にものを挟んで親指を強制的にまっすぐにしようとするものが主流です。中には足の甲まで包むようにできているケアグッズもありますが、足の構造からいうとどれも及第点をあげることができません。なぜなら、外反母趾や巻き爪のケアは、親指よりもむしろ第1中足骨《ちゅうそくこつ》のケアのほうが重要だからです。

外反母趾というのは、第1中足骨が内反する（内側に曲がる）ことによって起こるもので、いくら親指だけをまっすぐにしようと試みてもすぐに再発します。

28ページでもお話しましたが、外反母趾や巻き爪は手術を受けたからといって安心できるものではなく、少なからず、再発してしまいます。これは第1中足骨の内反に対する対策を行わなかったからです。

ここまでストレッチやマッサージを行ってきた方はお分かりになると思いますが、足の歪《ゆが》みというのは平面的な変化ではなく、立体的な変化が起こっています。ですから、第1中足骨の対策も、単に押したり引いたりするのではなく、“ひねり”を加えることで正しい対策となります。

そこで、本書では単に親指のみをストレッチするのではなく、様々な要素を組み合わせることで第1中足骨の内反対策を行っているのです。

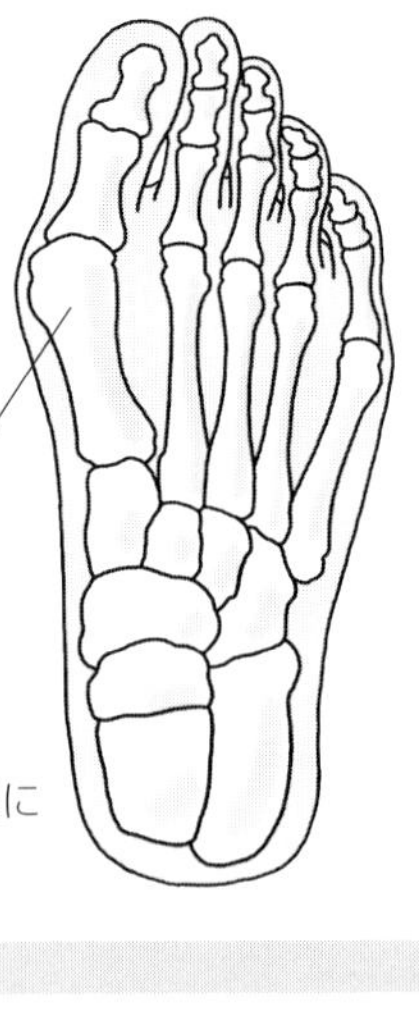

第1中足骨を正しい位置にしていくことが大切。

第五章

フットケア
ストレッチで
ここまで良くなった

短期間で巻き爪を改善

笹島洋実（仮名）36歳

20代後半から巻き爪に悩まされてきました。若い頃はよくハイヒールを履いており、お医者さんからは「ハイヒールを履くのをやめれば巻き爪は治るよ」と言われてきました。30歳の時に結婚して、それをきっかけにハイヒールを卒業しましたが、巻き爪は一向に良くなりませんでした。

そこで、爪にワイヤーを通して矯正する手術を受け、2年かけてしっかり治しました。しばらくは痛みもなく快適な生活を送ったのですが、妊娠を機に巻き爪が再発してしまい、以前にも増して痛みがひどくなってきました。それも外反母趾というおまけつきで。

産後のケアのために東京ボディセラピストサロンに通っていたのですが、サロンで巻き爪のセルフストレッチを教えてくれることを知り、お願いしました。

先生の話だと、もともと巻き爪や外反母趾になりやすい素地があった上に妊娠してからだがゆるんでしまい、進行してしまったらしいのです。

土踏まずをつくるストレッチと、足首を安定させるストレッチ、外反母趾と巻き爪のマッサージを毎日寝る前に欠かさずやりました。たった2週間ですが巻き爪の痛みが取れ、外反母趾も心なしか良くなっています。

手術なしでここまで良くなるというのは、手術経験者としては本当に驚きました。育児中でなかなか時間がとれない私にとって短期間で効果を感じられたこと、また、赤ちゃんを抱っこしても痛みがないというのは本当にうれしいです。

長く歩いても痛みがなくなった

岡本加寿子（仮名）70歳

11日間の自宅マッサージで、驚きの効果を実感しました。

先日、美術館へ薩摩切子の展覧会を鑑賞しに行きました。いつもなら楽しむどころか、途中で一休みしながらでないと鑑賞できないのですが、一度も椅子に座ることなく鑑賞し、その後にウインドショッピングも楽しむことができたのです。

これまでは、休み休み歩いても夕方にはふくらはぎから足先にかけてパンパンにむくんで、足の親指には靴ダコができるほど。しかし今回は何ともなく、痛み止めの薬を飲むこともありません。歩いていて足の親指の痛みを感じなくなっているのです。

先生から教わったのは過剰なトレーニングではなく、リラックスして楽しみながら行えるようなマッサージです。お金や特別な時間をかけずに、しかも意識しなくても毎日行えるようになるものです。気がついたら美術館で薩摩切子を十分に楽しんでも痛みが出ないほどまでに良くなっていたのです。

足は第二の心臓ともいわれ、老化は足からくるともいわれております。これからも、先生が教えてくれたマッサージを楽しく続け、いつまでも健康で楽しく生活させていただきたいと思っております。

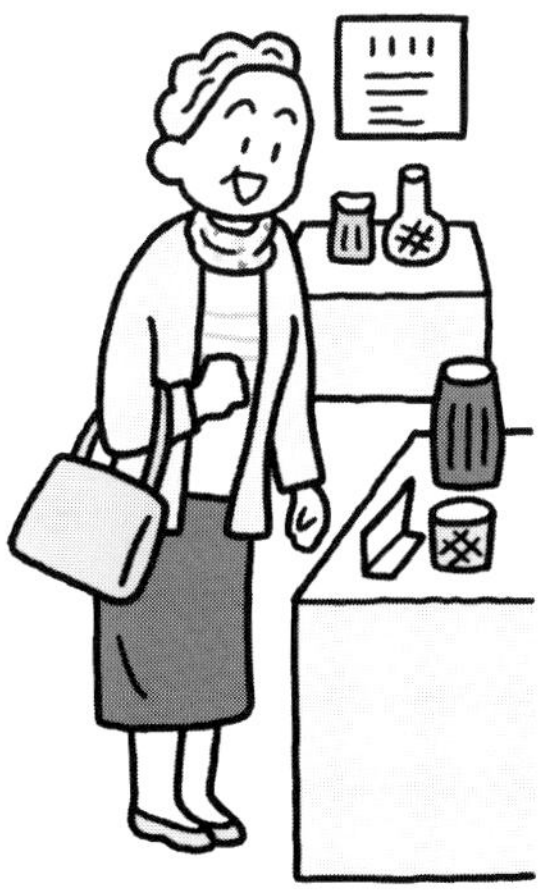

足もとがふらつかなくなってきた

菅野恵美（仮名）25歳

私は東京ボディセラピストサロンで外反母趾を指摘され、改善のために自宅でできるストレッチを教えていただきました。行い始めて約2週間になりますが、少しずつ変化を感じられるようになってきました。

まず、足の指に力を入れて立てるようになった事が大きな変化だと思います。今までは足を揃えて立った時に、親指の先がつかなくても気にかけた事が無かったのですが、そのままの状態では身体の重心のかけ方が不安定になる為、歩く時に足元がふらついたりする事がよくありました。

ですが、外反母趾改善のストレッチと足裏の緊張を和らげるマッサージを毎晩行う事で、硬かった足の指や足の裏に少しずつ柔軟性を持たせる事ができるようになり、足の指で踏ん張って立ち、歩く事が以前に比べて意識しやすくなりました。

また、土踏まずのアーチをつくる為のストレッチも教えていただいた事がとても良かったです。

私は幼い頃から偏平足《へんぺいそく》だったのですが、それが全身を歪《ゆが》ませる大きな原因の1つだったと知り驚きました。足裏をアーチ型になるよう意識してストレッチを行うと、足裏の余計な負担がかかっている箇所に少し痛みを感じるので、歩き方の意識改善にも有効だと思います。足首のストレッチを組み合わせる事でより正しい立ち方も意識しやすくなりました。動きの硬かった足首が少しずつ柔らかくなり、足先の冷えにも効果が出てきたように感じられます。

外反母趾の更なる改善のために、今後もストレッチを続けていきたいと思います。

偏平足が改善されてきた

小原今日子（仮名）34歳

からだのあちこちに痛みが生じ、何とかならないかと思い、東京ボディセラピストサロンへ通い始めました。外反母趾についての体操を指導していただき、自宅で取り入れてみました。

これまで、足の形は遺伝だと思いこみ、ほとんど気にしていなかったのですが、自分の歩き方が外反母趾を助長していた事、偏平足の原因になっていた事、からだ全体の歪みの原因になっていた事に気付かされ、本当に目からウロコが落ちる思いでした。

ストレッチをする事で、今まで生活の中で意識していなかった足の裏のアーチを意識するようになり、少しずつですが、偏平足が改善されてきたような感じがします。

あれほどつらかった腰や膝の痛みも今ではすっかり改善しました。教えていただいた歩き方などは今後私の財産としてしっかり身につけ、歪みにくいからだにしていきたいと思います。

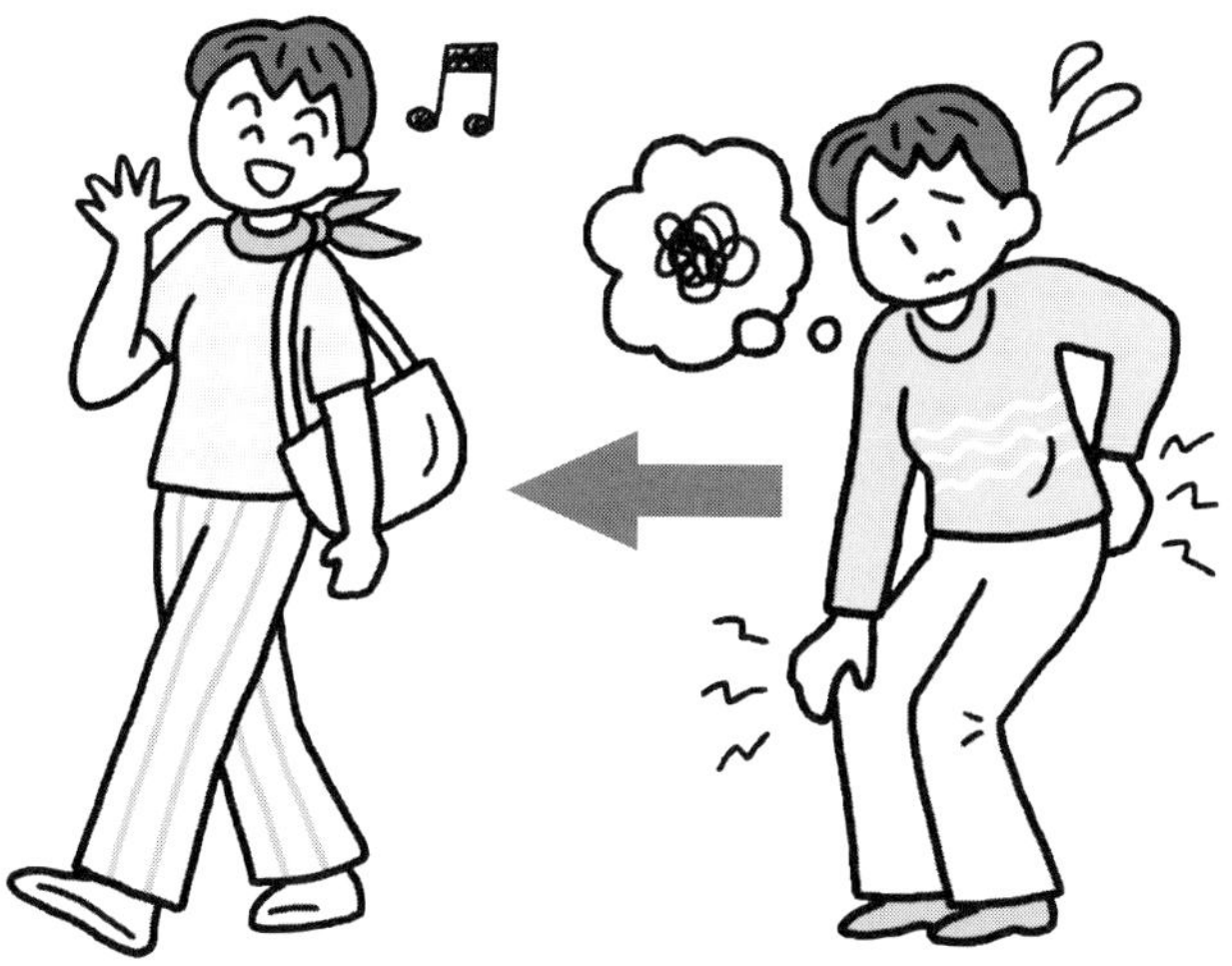

男性でも痛みが取れる

本間雄介（47歳）仮名

男の外反母趾は治りにくいから手術をしたほうがいい、と言われていたのですが、仕事が忙しいのと、手術後のリハビリをする時間が取れないので手術に踏み込めず、生来三日坊主ということもあり何もせずにそのままにしていました。

しかし2年もたつと外反母趾はどんどん進行し、とうとう長く歩くのがきびしい程ひどくなってしまったのです。そんなときに、妻が通っていた治療院の先生がマッサージを教えてくれました。

足の裏のマッサージと親指の付け根のマッサージは毎日2回、矯正のストレッチは寝る前に1回行いました。他には足の指の筋肉を鍛える運動をし、痛みをひどくする作用があるからと、お酒と辛い食べ物も控えました。

ストレッチを始めて1週間たつ頃には、見た目はあまり変わっていないものの、痛みが大幅に減ったのを実感しました。靴を履いても親指の付け根が痛まないのです。長時間歩いても、少し違和感がある程度まで良くなっていたのには正直驚きました。

先生からは「痛みが減っても本当に治ったわけではないからストレッチを続けなさい」とはっぱをかけられ、更にマッサージやストレッチを2週間程続けると、見た目にも親指がまっすぐになってきているではありませんか！

テープを貼ったり何か装具を付けたりしなくてもよいというのが長く続けられた理由だと思います。まだまだ正常値までは良くなっていませんが、正常値になるまでがんばりたいと思います。

著者紹介

山田光敏（やまだ　みつとし）
北海道に生まれる。鍼灸マッサージ師。ケアマネジャー。1996年以降、30冊以上の書籍と4枚のDVD制作に携わる。施術の傍ら、大学のオープンカレッジや医療専門学校の教壇に立ち、解剖学などを教え、後進の指導にも力を入れている。主な著書に『産後骨盤ダイエット』（PHP研究所）、『モテ脚骨盤ストレッチDVDレッスン』（主婦と生活社）他多数。

●東京ボディセラピストサロン
http://www.tokyobody.jp/　Tel:03-3983-8081
●銀座エミール
http://www.drainage.jp/　Tel:03-3566-8081

参考文献

『解剖学 - 分担（1）』小川鼎三他著　金原出版
『今日の整形外科治療方針　第5版』　医学書院
『平成19年国民健康・栄養調査』　厚生労働省
『カパンディ　関節の生理学』　A.I.KAPANDJI著　医歯薬出版
『足、足関節疾患（図説整形外科診断治療講座）』　三好邦達編　メジカルビュー社
など

かんたんストレッチで外反母趾・巻き爪が治る本
1日5分で痛みが消える!

2009年7月1日　第1版第1刷発行

著　者　山田光敏
発行者　江口克彦
発行所　PHP研究所
東京本部　〒102-8331　千代田区三番町3番地10
生活文化出版部　☎03-3239-6227（編集）
普及一部　☎03-3239-6233（販売）
京都本部　〒601-8411　京都市南区西九条北ノ内町11
普及二部　☎075-681-8818（販売）
PHP INTERFACE　http://www.php.co.jp/
印刷所　共同印刷株式会社
製本所　東京美術紙工協業組合

©Mitsutoshi Yamada 2009 Printed in Japan
落丁・乱丁本の場合は弊社制作管理部（☎03-3239-6226）へご連絡ください。
送料弊社負担にてお取り替えいたします。
ISBN978-4-569-70927-7

PHPの本

［図解］
どこに行っても治らなかった病気が首で治せる

松井孝嘉　著

めまい、ウツ、頭痛、自律神経失調症……
実は、首の筋肉のコリに原因があった！
医学の盲点を突く治療法を、イラスト満載で紹介する。

定価一、四七〇円
（本体一、四〇〇円）
税五％